基层中医之路

学习切实可行的诊疗技术

编 著 田礼发 蔡 积

中国科学技术出版社

·北 京·

图书在版编目（CIP）数据

基层中医之路：学习切实可行的诊疗技术 / 田礼发，蔡积编著 .
— 北京：中国科学技术出版社，2022.1
ISBN 978-7-5046-9051-7

Ⅰ . ①基… Ⅱ . ①田… ②蔡… Ⅲ . ①中医临床—经验—中国—
现代 Ⅳ . ① R249.7

中国版本图书馆 CIP 数据核字 (2021) 第 087670 号

策划编辑	韩　翔　焦健姿
责任编辑	方金林
装帧设计	佳木水轩
责任印制	李晓霖

出　　版	中国科学技术出版社
发　　行	中国科学技术出版社有限公司发行部
地　　址	北京市海淀区中关村南大街 16 号
邮　　编	100081
发行电话	010-62173865
传　　真	010-62179148
网　　址	http://www.cspbooks.com.cn

开　　本	850mm×1168mm　1/32
字　　数	143 千字
印　　张	9.25
版　　次	2022 年 1 月第 1 版
印　　次	2022 年 1 月第 1 次印刷
印　　刷	天津翔远印刷有限公司
书　　号	ISBN 978-7-5046-9051-7 / R·2710
定　　价	39.80 元

（凡购买本社图书，如有缺页、倒页、脱页者，本社发行部负责调换）

内容提要

  无论是中医还是西医，准确诊断是最重要的，只有清楚知道是什么病，才能采取相应的治疗措施。编者结合自身几十年的学医经历及临证经验，简明扼要地介绍了中医基础相关知识，特别增加了手诊内容，并将自己多年的学习心得汇编成通俗易懂的歌诀，同时结合大量真实病案，系统介绍了多种常见疾病的有效治疗方法，既为初学中医者提供了有益的学习方法，又为广大同道临证时提供了借鉴参考。本书适合广大中医爱好者阅读参考，亦可供临床医师辨证治疗时参详。

前　言

我成长的年代，普通老百姓生活艰苦，连上街买油盐等日用品都非常困难，甚至连做衣服用的布都没有，只能买到一些白布自己染色后缝制衣裤，百姓有病只能用一些草药或小单方来治疗，即便请大夫治病，他们也是抱本行医，诊病后大夫多半会从怀里掏出一个破烂无比泛黄的手折子小本，对照小本上的用方，一字不漏地抄写下来。如果你吃了无效，那是你病重，得了不治之症，并不是大夫不会治。可见当时的医疗条件是多么落后，这一切每时每刻都刺痛着我的心。

当时是大集体，我只能回乡在生产队参加劳动，每天挣4分工，相当于8分钱。当我看到乡亲们把病死的小孩扔出去时，我默默流下了眼泪，心里想，如果我能学医，成为一名医生，把这些患者救下来该有多好！于是，我下定决心学医，要做一名人们需要的医生。开始拜师学中医，老师让我先读中医基础、伤寒总论等。老师让我两天背会的，我下功夫一早上就背会了；要求一个月背会的，我十天就背会了，但是此时的我并未接触中医基础的内容，后来进了学校学习，才接触中医基础与临床学科，如现代医学听诊等。我特别努力，恨不得把老师的东西全都学过来，但是从事临床后，才发现自己学的东西不够用。几年后，我又到汉中卫校进修，才对过去老大夫手抄方有了新的认识。

《内经》中有这样一句话"望而知之者谓之神也"，这句话令我坚定了自己努力的信心，于是我开始重点研究望诊，买参考书、查资料……我看了很多手诊参考书，发现不同老师各有所长，于是我将能结合的部分尽量结合在一起，又看了其他参考书，不断学习、实践、比对，终于有了突破。

这也是我编写这本书的初衷，希望向各位老师做一次汇报。当然，也欢迎各位老师与我联系（邮箱：849774015@qq.com），相互学习。

田礼发

目　录

学理入深

五诊合参

临证实战

经验缬菁

学理入深

绪论
中医学特点与中医基础

一、中医学特点

中医学的基本特点概括起来有两个方面：一为整体观念，二为辨证论治。

整体观念　中医学主要强调了人体的统一性，也就是说人体是一个有机的整体，又强调了人与自然界的相互关系，人体是一部非常复杂的机器，由多个脏腑、组织所组成，并且这些脏腑组织在功能上相互联系，在病理上又相互影响，脏腑与皮、肉、筋、骨等形体组织，以及口、鼻、舌、眼、前后阴等九窍之间有着相互的有机联系，它们共同协调完成统一的功能活动。如果发生病变，脏腑功能失常，则可通过经络相互影响，从而就决定了在诊治疾病时，可以通过行、体、色、脉的外在变化，来了解内部各个脏腑的病变，从而做出正确的诊断与治疗。

自然界是人类赖以生存的必要条件，人离开自然界无法存活，但自然界某些因素也直接影响人体，正如《素问·生气通天论》所说："故阳气者，一日而主外，平旦人气生，日中阳气隆，日西而阳气已虚，气门乃闭。"人体适应外界环境变化的能力，也是有限度的，当气候巨变而超越人体的适应能力，人就会发生疾病。在自然界中，随着季节更替，每个季节也有着不同的病变，如春季多温病，夏季多腹泻和肠胃病，秋季多咳嗽，冬季多伤寒等。

辨证论治 所谓辨证，就是将四诊和手诊所得来的资料进行分析，综合判断进行相应的治疗，叫施治。论治是治疗疾病的手段和方法，也是对辨证是否正确的检验。

"证"与"症"的概念不同。"症"即症状，如头痛、呕吐、咳嗽等；"证"是证候，它是机体在疾病发展过程中某一阶段出现的各种症状的概括，所以中医治病基本上是从证候入手的。如感冒、发热、头痛等症状，属病在表，但由于致病因素和机体反应的不同，又常表现为风寒感冒和风热感冒两种不同的证候，只有把所表现出来的症状进行分科，把属风寒还是属风热辨别清楚，才能确立用辛凉解表法或辛温解表法给予适当的治疗，绝不能头痛治头，脚痛治脚。正如《黄帝内经》上一句话，"上工者，治未病，何谓也，师曰：如见肝之病，知肝传脾，当先实脾也，中工不晓相传，唯治肝也。"

二、中医基础的主要内容

中医学基础主要是阐述人体生理、病理、病因及对疾病的诊断和防治等基本理论知识的一门学科，分为阴阳五行、脏腑、经络、病因与病机、诊法、辨证、预防与治则等方面。

阴阳五行学说 是我国古代的朴素唯物论和辩证法思想，其从阴阳对立统一、互为消长、相互转化，以及五行生克乘侮来解释中医辨证方法，因此不是很完备，需要学者们共同摸索、探讨。

脏腑学说 研究的是人体各个脏腑、组织器官的生理功能与病理变化及相互关系，也是指导临床各科辨证的基础理论，除脏腑的生理功能互相联系外，还将介绍精气血津液的生成、作用及相互关系，从而说明精气血津液既是脏腑生成的产物，又是脏腑功能的物质基础。

经络学说 是研究人体经络系统的生理功能、病理变化，以及其与脏腑相互关系的学说，也是中医理论基础的重要组成部分。经络是沟通人体上下、内外、各脏腑组织器官通行气血的一个完整组织系统，非常复杂。

病因与病机 主要阐述疾病发生发展的规律及各种致病因素的物质特点，以及所致病的临床表现。

诊法 诊法包括望、闻、问、切和手诊五个内容，在临床应用时，将四诊和手诊有序地结合起来才能全面系统地了解病情，从而做出准确的判断。。

辨证 也是中医基础的一部分，是通过将五种诊断方法所得来的资料进行归纳、综合分析，以判断疾病的过程，以确定疾病的病因、部位、性质，从而为治疗提供依据。本书主要介绍八纲辨证、脏腑辨证、气血津液辨证、六经辨证、卫气营血辨证等。

中西医结合 这里所说的中西结合，是在辨证上结合，在治疗上也要结合。慢性病适合于中医治疗，如慢性胆囊炎、心肌梗死、脑梗死等；而败血症、大叶性肺炎等疾病必须要以西医疗法为主才行。这就需要我们学者一定要在学好中医的基础上了解西医，在学好西医的基础上了解中医，从而使我们在医学界发挥更大的作用。

第 1 章　阴阳学说

　　阴阳代表着事物相互对立的两个方面，一般认为外在的、上升的、明亮的、温热的、机能亢进的都属于阳，而内在的、沉静的、下降的、寒冷的、物质的、机能减退的都属于阴。如天为阳，地为阴；上为阳，下为阴；白天为阳，夜间为阴等。

　　阴阳相互对立　阴与阳是两个相互对立的概念，它们之间相互制约、相互斗争，在对立斗争中取得动态平衡，推动事物的发展与变化。《素问·生气通天论》说："阴平阳秘，精神乃治。"

　　相互统一　阴和阳两个方面，既相互对立，又相互依存、相互统一。在一个人身体上就存在阴阳两方面，如背为阳，腹为阴；左为阳，右为阴，没有左就没有右，这就表现了它们的相互统一。

　　互为消长　阴阳一直在不断地变化，并不是处于静止不变的状态，在自然界里有春夏秋冬四季的变化，如白天一过黑夜马上到来，黑夜消失，白天马上到来；如农作物，由春天发芽到夏天非常旺盛，到秋冬则成熟、枯黄、消失等。

相互转化 阴阳一直不断地变化着，阴可转化为阳，阳也可以转化为阴。《素问·阴阳应象大论》说："重阴必阳，重阳必阴，寒极生热，热极生寒"，如中毒性肺炎、中毒性痢疾，由于热毒极重，大量消耗体内正气，在持续高热的情况下，可出现体温下降，面色苍白，四肢厥冷，脉微欲绝等一派阴寒现象，若抢救及时，可出现四肢较温，色脉转和，阳气得以恢复，患者出现好转等。

阴阳学说在中医学中用于说明人体组织结构、人体生理功能、人体病理变化，还能用于疾病的诊断与治疗。

人体组织结构 我们知道人体是一个有机整体，大体来说，人体上部为阳，下部为阴；六腑为阳，五脏为阴，正如《素问·宝命全形论》说："人生有形，不离阴阳。"

人体生理功能 人体生理功能是以物质为基础的，没有阴就无以产生阳，而由于阳的推动作用，又不断化生阴精，所以《素问·生气通天论》说："阴平阳秘，精神乃治，阴阳离决，精气乃绝。"

人体病理变化　阴阳学说用来说明病理变化，认为疾病的发生是阴阳失去平衡，阴盛则寒，阳盛则热，阳气虚不能制阴，则出现阳虚阴盛的虚寒证，津液亏虚亦不能制阳，则出现阴虚阳亢的虚热证，这些都是临床常见的病理变化。

疾病的诊断　由于疾病发生发展的根本原因是阴阳失调，尽管临床表现错综复杂，千变万化，但都可以用阴证和阳证来概括。临床上用的八纲辨证，是各种辨证的纲领，而阴阳又是八纲中的总纲，以统领表里、寒热、虚实。即表热实属阳，里寒虚属阴。诊断疾病，首先要分清阴阳，望诊所见，色泽鲜亮属阳，晦暗者属阴；闻诊，声音洪亮属阳，低微断续者为阴；切诊，快数大滑实者属阳，沉迟小涩虚属阴。所以《素问·阴阳印象大论》说："善诊者，察色按脉，先别阴阳。"

疾病的治疗　阴阳的盛衰，是疾病发生的根本原因，阳病治阴，阴病治阳，所以不仅确立治疗原则，也用来概括药物的性味功能，作为临床用药的依据。寒凉滋润的药物属阴，温热燥烈的药物属阳；药味辛甘淡属阳，酸苦咸属阴，所以治疗疾病就是根据阴虚偏盛、偏衰情况，确定治疗原则，再结合药物的阴阳属性和作用选择使用，从而达到治疗的目的。

第2章 五行学说

五行学说的基本内容：对事物属性的五行分类，古代医学家运用五行学说，是由金、木、水、火、土五种物质的运动变化所构成，虽然看起来非常抽象而古老，但是在实际运用中很实用。为了使读者了解得更清楚，下面列表介绍（表2-1）。

表2-1　五行属性分类

自然界						五行	人体				
五味	五色	五化	五气	五方	五季		五脏	六腑	五官	形体	情志
酸	青	生	风	东	春	木	肝	胆	目	筋	怒
苦	赤	长	暑	南	夏	火	心	小肠	舌	脉	喜
甘	黄	化	湿	中	长夏	土	脾	胃	口	肉	思
辛	白	收	燥	西	秋	金	肺	大肠	鼻	皮	悲
咸	黑	藏	寒	北	冬	水	肾	膀胱	耳	骨	恐

一、五行的生克乘侮

五行的相生次序　木生火、火生土、土生金、金生水、水生木，以此循环无尽。

五行的相克次序　木克土、土克水、水克火、火克金、金克木，生我者母，我生者子。

相乘即相克太过，比如木克土，它不克土，木便去克水，这种情况叫相乘。

相侮，就是反克，比如，木克土，但由于木气偏弱，而被克的土反过来克木，这种情况叫相侮。

二、五行学说在中医学中的应用

五行学说还用以说明人体脏腑组织之间生理功能的内在联系，如心与肾的关系，就是火与水的关系，肝与脾的关系就是木与土的关系。

如肝有病即可传给脾，那么，由于肝与胆相表里，胆有病也可以传给脾，导致消化不良或湿滞脾胃，肝病传脾就是木乘土，脾病也可以影响肝，即为土侮木。

在临床治疗中，如见肝之病，知肝传脾，则当先实脾，即扶土抑木法；如见心火亢盛的患者，症见口苦，口舌生疮，脉洪大，当以壮水制火等。

关于相克，我在这里多说几句，比如说 2020 年是庚子年，是土命年。那么有一老人是甲申年生，水命（76 岁），2020 年又是土年，这一年与他相克。这年某月又是土月，则这月又与他相克。假如这年某月某一天又是土甲子，则这一天又与他相克。而这一天某个时候又是土甲子，则这个时候又与他相克。而本月他又多病，那么往往他就有可能卒于本月土甲子这一天的土甲子时候，我反复观察了几例多病的老人，还是比较准的。

第3章 脏腑学说

脏腑就是内脏的总称，包括五脏、六腑、奇恒之府三类。心、肝、脾、肺、肾称五脏，胆、小肠、胃、大肠、膀胱称六腑，五脏的功能是生化和储藏精气血液，六腑的生理功能是受纳和腐熟水谷，传化和排泄糟粕。《素问·五脏别论》说："所谓五脏者，藏精气而不泻也，故满而不实，六腑者，传化物而不藏，故实而不满也。"这不仅是对五脏六腑的概括，同时也指出了脏与腑之间的区别。奇恒之府包括脑髓骨脉胆女子胞六种器官组织，奇为异字解，恒为常之意，但这奇恒之府中的骨髓脉胆分别在肾、心、肝等五脏中叙述，便不重复。

由于人是一个有机整体，不仅脏与脏，腑与腑，脏与腑在生理上、病理上有着不可分割的关系，而精气血津液是构成人体的基本物质，它们的生成、运行及输布必须通过不同的脏腑才能完成，而各脏腑的功能活动又离不开精气血津液为物质基础，这也就说明了各脏腑组织器官的生理病理及其相互关系，另一方面也说明了精气血津液的生理、病理与脏腑的关系。

脏腑学说中的心、肝、脾、肺、肾等脏器，虽与西医名称相同，但在生理病理含义上却不完全相同，一个中医脏腑的功能，可能包括好几个西医脏腑的功能，一个西医脏腑的功能可能分散在好几个中医脏腑的功能之中，因为脏腑在中医学里不单纯是一个解剖学概念，更重要的是一个生理病理方面的概念。

一、五脏

（一）心

心主要功能是主血脉，藏神，为君主之官。

主血脉 其华在面，脉为血之腑，是血液运行的通道，心主血脉，是指心脏有推动血液在脉管内运行的作用。

心气旺盛，血脉充盈，脉和缓有力，面色显得红润而有光泽，即所谓的其华在面，如心气不足，心血亏少，则脉虚而细弱，面色无华，又有因生气而产生的心血瘀阻，常见到面色青淤，脉涩而结代。西医的说法是心房传导阻滞，实际上我认为与生气也有直接的关系，因为我用疏肝理气药治疗非常有效。

藏神 神是生命活动的总称，有广义和狭义之分，广义的神是指整个人体生命活动的外在表现，狭义的神指神志，人的精神思维活动。根据现代生理学认识，人的精神思维活动是大脑的功能，而血液又是神志活动的主要物质基础。心的气血充盈，则神志清楚，思维敏捷，精力充沛。如果心血不足，可出现失眠多梦，健忘，神志不宁。

开窍于舌 心于胸中，心经的经络上行于舌，而心的气血也通于舌，故《千金方·心脏脉论》说："舌者，心之官。"心气通于舌，但也通于手，如心有了病变可以从舌上反映出来，如心肌梗死，可以在手掌的心区出现紫色，舌上出现瘀点，舌质紫暗；如心火上炎，则舌体糜烂，故有心开窍于舌，舌为心之苗的说法。

（二）肺

肺位于胸中，主气，司呼吸，主宣发，肃降，通调水道。

主气，司呼吸 主气包括两个方面，主呼吸之气和一身之气。肺主一身之气是由于肺与宗气的生成密切相关，因宗气是水谷之精气与肺所收入之气相结合而积于胸中，上出喉咙以司呼吸，又通过心脉而布散全身，以温煦四肢百骸和维持它们的正常生理功能活动，故肺起到了主一身之气的作用。

主宣发，外合皮毛 宣发即布散的意思，肺主宣发，主要是指通过肺的宣发使卫气和津液输布全身，以温润肌腠皮肤的作用。如外邪侵袭，常由皮毛而犯肺，从而出现恶寒发热、鼻塞咳嗽甚则气喘等肺气不宣的症状。《素问·咳论》说："皮毛者肺之合也，皮毛先受邪气，邪气以从其合也。"所以肺卫气虚，肌表不固，则常自汗出，而肺卫闭实，毛窍郁闭，又常见无汗的症状。

主肃降，通调水道 肃降是指清肃下降的意思，肺居于胸中，位于上焦，其气以清肃下降为顺，如肺失清肃，气不能降。可出现胸闷、咳嗽喘息等肺气上逆的病变，同时，肺的肃降功能还对水液的代谢产生一定影响，肺气的不断肃降，可使上焦水液不断下输膀胱，从而保持着小便的通利，宣发和肃降是肺的生理功能相辅相成的两个方面，在生理方面是相互协调的，在病理上也是相互影响的。

开窍于鼻　鼻是呼吸出入的通道，由于肺气的作用，肺气和呼吸利，嗅觉才能灵敏，如温热之侵犯肺卫，多由口鼻而入。鼻与肺的关系，在病理表现上也很明显，如外邪袭肺，肺气不宣，常见鼻塞、流涕、嗅觉不灵等症状。

（三）脾

脾位于中焦，主运化，升清，统摄血液。

运化，升清　脾主运化是指脾有主管消化饮食和运输水谷精微的功能。饮食入胃，经过胃与脾的共同消化作用，其中水谷的精微，还需要通过脾的运输布散而输送全身，以营养五脏六腑、四肢百骸，以及皮毛筋骨肉等组织器官。如脾的健运失职，就会引起各种水潴留的病变。或凝聚为痰饮，或溢于肌表之间为水肿，故《素问·至真要大论》说："诸湿肿满，皆源于脾。"

脾主运化主要依赖于肺气的作用，而脾气的功能特点是以上升为主，脾之所以能将水谷精微上输于肺，再通过心肺作用而化生气血以营养全身，这就是脾的升清功能。

主统血　统是指统领控制的意思，血液运行于经脉中，不致溢于经脉之外，这全赖于脾气的统摄。

主四肢肌肉　脾主肌肉，是指脾有运化水谷精微，以营养肌肉的作用，营养充足则肌肉发达，如脾失健运，营养匮乏，则四肢倦怠无力。

开窍于口，其华在唇　脾气健运，则食欲旺盛，口味正常，如脾失健运，则不欲饮食，口淡乏味等。

（四）肝

肝主藏血，主疏泄，为将军之官。

主藏血　肝有贮藏血液和调节循环血量的功能，人体各部分的血液常随着不同的生理情况而改变血流量，当人休息时，机体的血液需要量就减少，多余的血液则藏于肝，而肝脏有病时也将病变反映到手掌的肝区，给诊断早期恶变提供很好的信息。

主疏泄　即疏通调达的意思。

情志方面，肝气疏泄功能正常，人才能心平气和，心情舒畅，如肝失疏泄，可出现情志异常变化，肝气郁结可出现心情郁闷不乐，多疑善虑，肝气亢奋可出现急躁易怒，失眠多梦，头晕目眩等症。

消化方面，如肝气舒畅，则气机条达，脾胃消化正常，如肝郁气滞则出现胃胀，消化不良，胸肋胀满，肝胃不和等症。

气血方面，由于气为血帅，血为气母，所以人体血液运行有赖于气的推动，还需要肝的疏泄功能的协同，才能保证血液不致瘀滞，有时肝经瘀滞，在肝经脉所过的某些部位可出现不适，如胸肋胀满，乳腺增生，或小腹胀痛，月经异常，这些都可以用疏肝解郁的方法来治疗。

主筋，**其华在爪**　筋即筋膜，爪指指甲，如《素问·筋脉别论》说："食气入胃，散筋于肝，淫气于筋，肝精充足筋爪得到滋养，筋健爪华，四肢关节活动自如。"若肝血受损，筋失所养，就会出现筋缓无力，肢体麻木，关节屈伸不利，如肝热伤筋，可出现四肢抽搐，角弓反张，牙关紧闭等症。

开窍于目 《灵枢·脉度篇》说："肝气通于目，肝和则目能辨五色。"肝的功能是否正常，往往可以反映于目，如肝血不足，则两眼干涩，视物模糊，甚至夜盲；肝经风热，可见目赤肿痛；肝阳上亢，可见头晕目眩，目斜等症。

（五）肾

《脉要精微论》说："腰为肾之府，主要功能藏精，主水，纳气。"

藏精 主发育，生殖，精是构成人体的基本物质，也是人体机能活动的物质基础。《灵枢·筋脉篇》说："人始生，先成精"，后天之精来源于饮食，由脾胃化生，先天之精和后天之精是相互依存，相互促进的，出生之前，先天之精的存在，已为后天之精的摄取准备了物质基础，出生之后，后天之精又不断地供养先天之精，使之得到不断的补充。

精能化气，肾精所化之气为肾气，肾的精气盛衰，关系到生殖和生长发育能力。青春期，肾的精气旺盛，即产生一种天癸的物质，男子会产生精子，女子开始月经来潮，性功能逐渐成熟，而有生殖能力，待到老年，肾的精气渐衰，性功能和生殖能力随之减退而消失，形体也逐渐衰老。

故《素问·上古天真论》说："丈夫八岁，肾气实，发长齿更；二八肾气盛，天癸至，精气溢泻……七八肝气衰，筋不能动，天癸竭，精少肾气衰，形体皆极；八八则齿发去。女子七岁，肾气盛，齿更发长；二七天癸至，任脉通，太冲脉盛，月事以时下……七七任脉虚，太冲脉衰少，天癸竭，地道不通，故形坏而无子也。"这就突出反映了肾的精气在主持人体生长、发育、生殖功能方面的作用。

如肾藏精的功能失常，则生长和生殖功能必然受到影响，如某些不孕症、发脱齿松、小儿发育迟缓、筋骨痿软等，都是肾精肾气不足的表现。肾精化生肾气，由肾阳而蒸化、肾阴而产生，所以肾的精气包含着肾阴与肾阳两个方面，肾阴又叫真阴，是人体阴液之根本，对各脏腑组织起到濡润滋养的作用；肾阳又叫真阳，是人体阳气之根本，对各脏腑组织，起着温煦生化的作用。肾阴和肾阳在体内是互相制约、互相依存的，维持人体生理上的动态平衡，这一平衡遭到破坏即形成肾阴阳失调的病理变化。如肾阴不足可出现五心烦热，潮热盗汗，男子遗精，女子梦交，是肾阴不足不能制阳的缘故。如出现精神疲惫，腰膝冷痛，形寒肢冷，小便不利，男子阳痿早泄，女子宫冷不孕，则是肾阳虚衰，温煦和生化功能不足所致。

主水　是指它在调节体内水液平衡方面起重要的作用，肾对体内水液的分布与排泄，主要靠肾的气化作用。肾的气化正常，则开合有度，开则代谢的水液得以排出，关则机体需要的水液得以在体内潴留。在正常情况下，水液通过胃的受纳，脾的传输，肺的输布，通过三焦，清者运行于脏腑，浊者化为汗或尿排出体外，使体内水液保持着相对的平衡。如肾的气化功能失常，开合不利，就会引起水液代谢障碍而发生水肿、小便不利等症。

主纳气　呼吸虽是肺所主，但吸入之气必须下及于肾，由肾气为之摄纳，所以有肺主呼气，肾主纳气之说法。肾主纳气，对人体有着重要的意义，肾气充沛，摄纳正常，才使肺的气道通畅，呼吸均匀，如肾虚，根本不固，吸入之气不能归纳于肾，就会出现气急、呼吸困难的疾病。

主骨，生髓，其华在发 《素问·阴阳印象大论》说："肾生骨髓"，肾精充足，则骨髓生化有源，骨骼得到髓的充分滋养而坚固有力，如肾精虚少，骨髓的化源不足，不能滋养骨髓，就会出现骨骼脆弱无力，甚至发育不良，所以小儿囟门迟闭，骨骼无力，常由于先天之精不足所致，所以牙齿也赖于肾精的充养，肾精充足，则牙齿坚固，肾精不足，则牙齿松动，甚至脱落。《素问·五脏生成篇》说："肾之合骨也，其荣发也。"精与血也是互为滋生的，精足则血旺，青壮年肾精充沛，毛发有光泽，老年人肾气衰弱，毛发变白而脱落，所以又有发为血之余之说。

开窍于耳和二阴 肾气通于耳，肾主藏精，肾精充足，听觉才能灵敏，故《灵枢·脉度篇》说："肾气通于耳，肾和则耳能闻之音也。"如肾精不足，则出现耳鸣、听力减退等症。

二阴指前阴外生殖器和后阴肛门，前阴有排尿和生殖作用，如肾气不足，可出现尿频遗尿，临床上可见肾阴亏损而出现大便秘结，也可见肾阴虚而大便不通，或肾气不固久泄滑脱。

命门为两肾各一寸五分之间，古人认为命门火

为人体之阳气，不过是强调了一下肾中阳气的重要性
而已。

二、六腑

（一）胆

胆附于肝，故《灵枢·本输篇》称它为中精之府。
精汁即胆汁，味苦，色黄，来源于肝。疏泄下行，注
入肠中助于消化食物，《内经》中曾提出胆主决断，临
床上某些惊悸、虚怯、失眠多梦等精神病变，也常从
胆来治疗。

（二）胃

位于膈下，上接食道，下通小肠，上口为贲门，
下口为幽门，饮食入胃，经过食道，容纳于胃，故称
为水谷之海。

（三）小肠

小肠上接胃，下接大肠，它将胃传下来的水谷

做进一步消化，而分别清浊，清者由脾传输全身，浊者通过阑尾下注大肠，无用的水液注入大肠，故《素问·灵兰秘典》说："小肠者受盛之官，化物出焉。"

（四）大肠

上接小肠，下端为肛门，大肠接受小肠下注的浊物，再吸收多余的水分，使食物残渣成为粪便，故《素问·灵兰秘典》说："大肠者，传导之官，变化出焉。"大肠有病，可出现痢疾、泄利不爽，或因热灼津亏，精液不足，而见便秘、便闭等症。

（五）膀胱

膀胱位于下腹，是人体主持水液代谢的器官之一，主要有储尿排尿的作用，在人体水液代谢过程中，水液通过肺、脾、肾、三焦诸脏腑的作用，布散全身，被人体利用后下达膀胱，生成尿液，通过膀胱的气化作用排出体外。

（六）三焦

三焦者，决渎之官，水道出焉，由于元气通过三焦运行于全身，所以在上、中、下三焦，三个不同的部位，以及经过不同的脏腑，使饮食水谷得以消化、吸收与输布排泄，发生其不同的气化作用。上焦宣发输布，即通过心肺的输布作用，将食物的水谷精气布散全身，以温养肌肤筋骨，通调腠理。

《灵枢·营卫生会篇》将这一功能形容为上焦如雾，雾就是轻清的水谷精气弥漫的状态，中焦主腐熟水谷，是指脾胃的消化饮食，吸收精微，蒸化精液，使营养物质化生营血的作用。《灵枢·营卫生会篇》将这一功能形容为"中焦如沤"，沤就是对水谷腐熟为乳糜状态的形容。下焦主秘别清浊，并将代谢的水液及糟粕排出体外，《灵枢·营卫生会篇》把这种功能称之为"下焦如渎"，渎就是沟渠、水道的意思，形容水浊不断地向下疏通、向外排泄的状态。可以看出，三焦的功能是关系着水谷精微，特别是水液代谢的消化、吸收、输布与排泄的全过程。

三、奇恒之府

（一）脑

《灵枢·海论》说："脑为髓之海"；《素问·五脏生成篇》说："诸髓者，皆属于脑"，五脏六腑之精气储于脑，"脑为元神之府"，基本上记忆、视、听、嗅、言的功能统归于脑。

（二）女子胞

胞宫即子宫，有主月经和孕育胎儿的作用，正如《素问·上古天真论》说："女子，二七天癸至，任脉通，月事以时下，故有子。"如肾气虚弱，冲任二脉气血不足，就会出现月经不调、闭经、不孕等。

四、脏与脏的关系

心与肺　心主血，肺主气，两脏同居上焦，心血和肺气是相互依存的，前人说：气为血帅，血为气母，所以心与肺的关系就是气与血的关系。

心与脾 心主血，脾统血，脾气足而有生化之源，而心血自能充盈，脾的运化功能，需要心肾阳气的推动，而心血的生成和充盈又需要脾的运化传输水谷精微，血在脉管内运行，即为心所主，又需要脾气的统摄，使血行常道，如心脾两虚可出现心悸、失眠、食少、倦怠无力等症。

心与肝 心与肝的关系主要反映在血的运行方面，心主血，肝藏血，气血充盈，肝才能发挥其贮藏血液，调节血量的作用，以适应机体活动的需要，如肝气不舒，肝郁气滞，在西医方面可出现心房传导阻滞、心肌梗死等症，中医学认为是心血瘀阻的现象。

心与肾 心属阳，其性属火，位于上，肾属阴、属水，位于下。在生理状态下，心阳下降与肾阳共同温煦肾阴，使肾水不寒，肾水上济，可以滋润心阳，使心阳不亢，这种相互关系称为水与火的关系，即心肾相交，以维持正常的生理功能，如心肾功能失去精，则出现心悸、失眠等症。

脾与肺 主要反映在气和津液方面，脾主运化，为后天气血生化之源，肺气的充沛，有赖于后天水谷精气的不断补充，肺气的盛衰，决定于脾气的强弱，即脾传输津液，肺输布精液，两者相互联系，相互促进。

肝与肺　主要表现在气机的升降方面，肺居于上焦，其气肃降，肝位于下焦，其经脉而上下贯膈注于肺，其气升发，如此阴阳升降，以维持人体正常生理活动。如气郁化火，则出现心烦易怒、面部烘热、肋痛、嗳气、干咳等症，也就是肝火犯肺。

肾与肺　主要表现为水和气两个方面，肾为水脏，肺为水之上源，水液代谢是否正常，与肺肾两脏关系甚为密切。而从气的方面来看，肺司呼吸，肾主纳气，肺的呼吸要肾的纳气来协助，肾的精气充盛，吸入之气才能通过肺的肃降下纳于肾，所以有肺为气之主，肾为气之根的说法。如肺阴不足常可伤及肾阳，出现肺肾阴虚之症，如潮热、盗汗、干咳、颧红、腰膝酸软等病症。

肝与肺　主要反映在对饮食的消化和血液运行方面，脾主运化，肝主疏泄，肝的疏泄功能正常，以保持对饮食的消化吸收和传输，同时脾气的健运，化生水谷精微充足，则肝血的来源也旺盛。肝藏血，脾统血，互相协调，共同维持血液的正常运行，在病理上，肝气郁滞，可出现肋痛、郁闷、易怒、食欲减少，腹胀等症，如脾气虚，久泻后小儿可出现抽搐、食少、形体消瘦等症。

脾与肾　脾为后天之本，肾为先天之本，脾主运化水谷精微，需借肾中阳气的温煦，肾精需要水谷精微不断补充与生化，因此，在生理上，脾与肾的关系是先天促后天，后天滋先天的作用。在临床上，如肾阳不足，就会出现腹部冷痛、五更泄、下利清谷、水肿等脾肾阳虚的症状。

肝与肾　肝肾同居于下焦，肝藏血，肾藏精，肝血有赖于肾精的滋养，肾精也要不断得到肝血所化精的填充，精血是相互资生的，所以有精血同源、肾肝同源的说法。在临床上由于肝肾功能失调，常可出现肝肾阴虚之证，也就是现代医学所说的更年期综合征。

五、脏与腑的关系

心与小肠　心与小肠通过经脉络属构成了表里关系，在临床上，如心经实火可移热于小肠，引起尿赤、尿少、尿道灼热等症，反之，小肠有热，上熏于心，可出现口舌糜烂、心烦等症。

肺与大肠 肺与大肠通过经脉络属构成表里关系，肺气的正常肃降，则大肠传导如常，粪便排出通畅，如大便不通，反过来也影响到肺的肃降，在临床上，如肺失肃降，可出现大便困难，大肠实热，又可引起肺气不利而咳喘胸满。

脾与胃 脾与胃通过经脉络属构成了表里关系，胃主受纳，脾主运化，共同完成饮食的消化吸收，以及水谷精微的输布。胃降，糟粕得以下行，脾升，精气才能上输，胃为阳，喜润恶燥，脾为阴，喜燥恶湿。脾胃阴阳相合，燥湿相济，才能维持人体饮食消化吸收的功能，如脾为湿困，可出现纳呆、呕恶腹胀、泄泻等病症。

肝与胆 胆附于肝，胆汁来源于肝，是肝之余气，泄于胆，因此在生理病理上的关系也是很紧密的。肝病常影响胆，肝有病首先传给脾，由于肝与胆相表里，胆有病也常常传给脾，如胆囊炎可引起不思饮食、肋胁胀痛、口苦、大便不调等症。

肾与膀胱 肾与膀胱通过经脉络属构成表里关系，肾气充足，固摄有度，膀胱开阖有度，以维持水液的正常代谢，如肾气不足，气化不利，膀胱开合失常，可出现小便不利、失禁、尿频、遗尿等症。

第 4 章　气血津液

一、气血津液的分类与生成

（一）气

1.气的分类

元气　又称为元气、真气，元气主要通过先天之精化生而来，又要后天的水谷精微补充和滋养，通过三焦而分布全身。

宗气　宗气是肺吸入之清气与脾胃运化而来水谷之气结合而成，集于胸中，《灵枢·邪客篇》说："宗气积于胸中，出于喉咙，以贯心脉，而行呼吸焉。"

营气　主要是由脾胃中的水谷精微所化生，是水谷之气中比较富有营养的物质，营气布散于血脉之中，成为血液的组成部分而营运周身，发挥其营养作用。

卫气　卫气主要由水谷化生，是人体阳气的一部分，主要功能为护卫肌表，抵抗外邪入侵，《灵枢·本藏篇》说："卫气者，温分肉，充皮肤，肥腠理，司开合者也。"

2. 气的功能

推动作用　人体的生长发育，各脏腑的生理活动，血液的循行，津液的分布，都要气的激发和推动，如气虚则推动作用减退，生长发育会迟缓，脏腑经络的功能就会减退。

温煦作用　人体的体温维持，主要靠阳气的温煦和调节，人体如失去阳气温煦就会出现畏寒，四肢发凉的症状。

防御作用　气能护卫肌表，防御外邪的入侵，《素问·评热病论》说："正气内存，邪不可干，邪气所凑，其气必虚"，外邪入侵人体后，气又能与病邪做斗争，祛邪外出，恢复健康。

固摄作用　主要表现为控制血液，不使血液溢于脉管外，气一方面起到推动血液的运行，一方面又统摄血液的运行，这样才能使血液得以正常循行，如气的推动作用减退，可出现瘀血，如固摄作用减退，可导致出血病症。

气化作用　一是指精、气、血、津液之间的相互化生，二是指脏腑的功能活动，以上几个方面都是密切配合的，相辅为用的。总的说来气的运行，是一种活动力很强的精微物质不断地运动，无处不到，既体现各个脏腑之间的功能活动，又能协调各个脏腑之间的关系。

（二）血

1. 血的生成

脾胃是气血生化之源，生成血液的基本物质来源于脾胃中的水谷精微，总之，血的生成，是以水谷精微、营气和精髓作为物质基础，通过脾、胃、心、肝、肾等脏腑的功能活动而完成的。

2. 血的功能

血循行全身，内至五脏六腑，外达皮毛筋骨肉，对全身组织器官起着营养和滋润作用，《素问·五脏生成篇》说："肝受血而能视，足受血而能步，掌受血而能握，指受血而能摄。"如血不足，失去了濡养作用，可出现头晕目眩，眼睛干涩，四肢麻木，皮肤干燥，视力减退等症。

3.血的循行

血液循行于脉管之中，流布全身，运行不息，以供给各个脏腑组织的需要，心主血，肝藏血，还要通过疏泄功能的调节，还有赖于脾气的统摄，再通过肺气的新陈代谢，才能敷布全身，任何一个脏腑功能失调，都可出现血行失常的病变，如心气虚，心血瘀阻，崩漏，便血等。

（三）津液

1.津液的生成与输布

《素问·经脉别论》说："饮入于胃，游益精气，上输于脾，脾气散精，上归于肺，通调水道，下输膀胱，水精四布，五经并行。"津液来源于饮食水谷，通过胃的游溢，脾的散精而成，津液的输布，要依靠脾的传输，肺的宣降，以通调水道，和肾的气化，起到升清降浊的作用。总之，津液的生成，是一个复杂的过程，是多个脏腑互相协调配合的结果。

2.津液的功能

津液有滋润濡养的作用，布散于体表的津液能滋润皮、毛、筋、肌肤，进入体内的津液能滋润脏腑，输注于孔窍的津液能滋润眼、鼻、口，流入关节的津液可以滑利关节，渗入骨髓的血液可以滋润和营养骨髓，脑髓等。

3. 津液的分类

从津液的形状上分，清而稀薄为津，浊而稠厚为液，《素问·宣明五气篇》有"心为汗，肺为涕，肝为泪，脾为涎，肾为唾"，是为五液的分类法。由于涕润鼻窍，鼻为肺之窍，故涕为肺液，肺热肺燥则鼻少涕干，肺气不宣则鼻塞流涕，泪注于目，目为肝窍，故泪为肝液，泪少而眼目干涩，为肝阴，肝血不足，迎风流泪为肝经风火，为肝肾两虚，汗为津液所化，而津液是血液的组成部分，血为心所主，故汗为心液，心阳虚，而多汗，汗出过多可损及心阳，心阴虚则盗汗，涎溢于口，口为脾之窍，故涎为脾液，肾的脉系上挟于舌本，通舌下，故唾为肾液，肾水泛溢，口多润滑，肾阴不足，口多干燥等。

二、气血津液之间的相互关系

（一）气能生血

血液的物质基础是精，而促成精化为血液则有赖于气，气盛则化生血的功能自强，气虚则化生血液的功能自弱，气虚常可导致血虚，见气短乏力，面色不华，头昏眼花，心悸等气血两虚之证。

（二）气能行血

血液的运行有赖于气的推动，肺的敷布，肝的疏泄，所谓气行则血行，在病理上可出现气虚或气滞，常可影响血行不利，可导致血瘀，临床上我在治疗瘀血时常常加入行气导滞药，可获得很好的效果。

（三）气能摄血

是指对血液的统摄，使血液循行于脉管之中，而不致溢出脉管之外，如气不摄血，常常可导致各种出血病症。

（四）血为气母

气需要血来濡养，血需要气来推动，这也就是说气为血帅，血为气母。气属阳，血属阴，在正常情况下，气血阴阳是相对平衡的，反之，气血不和，百病乃变化而生。

第5章 经 络

一、经络的概念与组成

经络的概念 是经脉和络脉的总称，络有路径的意思，经脉是经络系统的纵行，干线，络有网络的意思，络脉是经脉的分支，纵横交错，网络全身，无处不至。

经络的组成 经络由经脉和络脉组成，其中经脉分为正经和奇经两大类，为经络系统的主要部分。正经有十二，即手足三阴和手足三阳经，合称为十二经脉；奇经有八：即督、任、冲、带、阴跷、阳跷、阴维、阳维，合称奇经八脉。

二、循行部位及主要病症

（一）手太阴肺经

循行部位 起于中焦，下络大肠，还循胃口，（上贲门、下幽门）通过横膈膜，属肺，至喉部，横行至胸部外上方（中府穴）出腋下，沿上肢内侧前缘下行，过肘、至腕入寸口上鱼际，直出拇指之端（少商）；分支从手腕的后方（列缺）穴分出，直行至食指桡侧端（商阳穴）交手阳明大肠经。

主要病症 胸闷胀满，缺盆疼痛，咳喘气逆，掌中热，中风，桡臂痛，咽喉肿痛，肩背痛。

（二）手阳明大肠经

循行部位 起于食指桡端，（商阳）经过手背行上肢（仲侧）前缘，上肩，经七颈椎棘突（大椎）下入锁骨上窝（缺盆）进入胸腔络肺，通过膈膜下行络大肠；分支由锁骨上窝上行，经颈部至面颊，进入下齿中，还出口角出上唇，左右交叉于人中，至对侧鼻旁，（迎香）交足阳明胃经。

主要病症 下牙痛，咽喉肿痛，鼻流清涕，鼻衄，口干，目黄，颈肿，上肢侧前缘及肩部疼痛。

（三）足阳明胃经

循行部位 起于鼻旁,（迎香）挟鼻上行，相交于鼻根部，旁行入目内眦，与足太阳经脉相会，下行沿鼻外入上齿中，还出环口绕唇，下交（承浆）分别沿下颌的后下方经大迎、过耳前，沿发际至前额。分支：从大迎下至人迎，沿喉咙下行至大椎，折向前行，入缺盆，下膈属胃络脾。（直行者）从缺盆出体表，沿乳中线下行，挟脐旁开二寸，下行至腹股沟处的气街穴；分支从胃下口分出，经腹部深层，下行至气街穴，与直之脉会和，而后行于大腿前侧，至膝髌，沿足外侧前缘下行至足背，入足第二趾外侧端（厉兑）；分支从足三里穴起，下行至中趾外侧端；分支从足背冲阳穴分出，前行入足大趾内侧端,（隐白）交足太阴脾经。

主要病症 高热，汗出，鼻衄，唇疹，头痛，咽喉肿痛，颈肿，发狂，脘腹胀满，肠鸣，腹水，腹股沟，下肢外侧，足背及第三趾疼痛，或运动障碍。

（四）足太阴脾经

循行部位　起于足大趾内侧端（隐白）上行内踝之前缘，沿小腿内侧正中线上行，在内踝上八寸处，交足厥阴肝经之前，上行于大腿内侧前缘，经腹至腹哀穴处入腹，属脾络胃；分支从腹哀穴分出，向外上方行至腋，再折向后下方至腋下大包穴，再折向上前方，经中府入里，上行挟咽，连舌本，散舌下；分支从胃直上过横膈，注入心中，交于手少阴心经。

主要病症　舌强，食则呕，倦怠无力，身体困重，食不下，脘腹胀痛，大便溏泄，下肢内侧肿痛或厥冷，足大趾运动障碍，黄疸等。

（五）手少阴心经

循行部位　起于心中，属心系，下膈，络小肠；分支从心系分出，挟食道上行，连于目系，（直行者）从心系直行上肺，出腋下（极泉）沿上肢内侧后缘，过肘，经掌后锐骨，至小指内侧端（少冲）交于手太阳小肠经。

主要病症　心痛，口渴，咽干，胸肋痛，上肢屈侧后缘疼痛，厥冷，手心热，目黄。

（六）手太阳小肠经

循行部位　起于小指外侧端（少泽），沿手背上肢外侧后缘，过肘，上行绕肩胛，交肩上（大椎）前行入缺盆，络心，沿食道下膈至胃，下行属小肠；分支从缺盆沿颈上颊，至目外眦，转入耳中（听宫）。分支：从颊分出，经眼眶下缘，至目内眦（睛明），交足太阳膀胱经。

主要病症　耳聋，目黄，咽痛，下颌及颈部肿痛，肩臂及上肢伸侧后缘疼痛。

（七）足太阳膀胱经

循行部位　起于目内眦（睛明）经额上行，交会于头顶部（百会）。分支：头顶分出，向两侧下行至耳上角。（直行者）从头顶部分别向后行至枕骨处，进入颅内络于脑，复出于外，分别下项（天柱）下行会于大椎，再分左右夹脊（1.5寸），抵腰（肾俞）络肾，属膀胱；分支从腰分出，夹脊下行，穿过臀部，从大腿后侧外缘下行，至腘窝中（委中）；分支从后项分出，下经肩胛内侧，从（附分穴）夹脊（3 寸）下行至髀枢，经大腿后侧至腘窝中与前一支脉会合，下至腓肠肌中（承山）向外下至足外踝后，沿足背外侧至小趾外侧端（至阴）交手少阴肾经。

主要病症　头项强痛，痔、疟、狂、目黄、泪出、腰肌痛及运动障碍，眼球胀痛，半身不遂，腓肠肌、足小趾处疼痛及运动障碍。

（八）足少阴肾经

循行部位　起于小趾下，斜行足心（涌泉）至内踝后（太溪），下入足跟，上沿小腿内侧后缘至内侧，上股内侧后缘入脊内（长强），至腰，属肾，络膀胱。分支：从脊分出，由会阴上经腹（正中线旁开 5 分处）走胸（正中旁开 2 寸），止于俞府穴。（直行者）从肾上肝膈，入肺，沿喉咙，挟舌根部。分支：从肺分出，络心，注入胸中，交于手厥阴心包经。

主要病症　气短喘促，咳嗽咯血，头晕目眩，惊恐，口舌干燥，咽干，腹泻，腰肌疼痛，下肢无力，足心发热，黄疸。

（九）手厥阴心包经

循行部位 起于胸中属心包，下行依次络于上、中、下三焦；分支从胸中分出，横行至腋下三寸处（天池）又上抵腋下，沿上肢内侧中线入肘，过腕至掌中（劳宫）循中指出其端（中冲）；分支从掌中分出后，沿无名指出其尺侧端（关冲）交于手少阳三焦经。

主要病症 心悸，心烦，胸肋支满，心痛，精神失常，上肢痉挛，手心热，面赤目黄。

（十）手少阳三焦经

循行部位 起于无名指侧端，沿无名指尺侧至手腕背面，经前臂外侧中线，过肘，上肩，向前行入缺盆，布膻中，散络心包，过膈膜，依次属上、中、下三焦。分支：从膻中分出，上行缺盆，至肩大椎上项，沿耳后（翳风）直上出耳上角，前行经额至目眶下，分支：从耳后分出，进入耳中，出走耳前，至目外眦（丝竹空）交于足少阳胆经。

主要病症 耳聋，咽喉肿痛，颊部、耳后疼痛，肩部、前臂痛，汗出。

（十一）足少阳胆经

循行部位 起于目外眦（瞳子髎）过听会，上至头角（颔厌），下耳后（完骨）折回上行，经头额至眉上（阳白）又向后折至风池穴，下行至肩（大椎）前行入缺盆；分支从耳后分出，进入耳中，出于耳前，至外眦后方；分支从目外眦分出，下行至大迎，折行至目眶下，又折向后下方，过颊，下颈，于前脉合于缺盆，入里下行胸中，贯膈，络肝，属胆，沿肋下内出，侧过气街，绕毛际横行至环跳穴处。(直行者）从缺盆下腋，沿胸季肋，下行至环跳穴处，与前脉汇合，再下行，沿下支外侧中线，过股膝胫至外踝之前，沿足背行出第四趾外侧端（窍阴）；分支从足背（临泣）分出，前行于大趾爪甲后丛毛处，交足厥阴肝经。

主要病症 寒热往来，口苦，太息，肋痛，偏头痛，疟疾，股膝，小腿外侧及第四足趾等处疼痛，或运动障碍。

（十二）足厥阴肝经

循行部位　起于足大趾，爪甲后丛毛处，下至大趾外侧端（大敦），向上沿足脊内踝前缘上行，至内踝上八寸处交足太阴脾经之后，上行过膝，沿股内侧中线进入阴毛中，绕阴器，至小腹，向外上方行至十一肋端入腹，挟胃，属肝络胆，上贯膈，分布于肋胁，沿喉咙进入鼻之内窍，上行连目系，出于额，上行至督脉会于头顶部；分支从目系分出下行于颊里，环绕口唇；分支从肝分出，上贯膈，注肺中，交手太阴脾经。

主要病症　胸肋痛，呕吐，腹泻，疝气，尿闭，腰痛，妇女少腹痛。

经络的走向和交接规律　手三阴从胸走手，交手三阳，手三阳从手走头交足三阳，足三阳从头走足，交足三阴，足三阴从足从腹交手三阴，构成了一个阴阳相贯的经路。

三、奇经八脉

（一）督脉

有总督的意思，督脉行于脊正中，能总督一身之阳经，故称阳脉之海。起于胞中，下出会阴，后行于腰背正中，经项背进入脑内，属脑，并由项沿头部正中线，经头项，额部，鼻部上唇到上唇系带处，并有支脉络肾，贯心。主要表现：脊柱强直，角弓反张，脊背疼痛，精神失常，小儿惊厥。

（二）任脉

任脉位于胸腹正中，能总任一身之阴经，故有阴脉之海的称号，起于胞中，下出会阴，经阴阜，沿腹正中线上行，通过胸部，颈部到达下唇内，环绕口唇，上至龈交，分行至两目下。主要表现：疝气，带下，少腹肿块，月经不调，流产，不孕。

（三）冲脉

为总领诸经气血之要冲，起于胞中，并在此分为三支：一支沿腹腔后壁上行于颈柱内；一支沿腹腔前壁挟脐上行散布于胸中，再向上行经喉，环绕口唇；一支下出会阴，分别沿股内侧下行到大趾间。主要表现：月经不调，经闭，崩漏，乳少，吐血及气逆上冲。

（四）带脉

带脉围腰一周，有如束带，能约束诸脉，所以有诸脉属于带的说法，起于季肋，斜向下行到带脉穴，绕身一周，并于带脉穴处，再向前下方沿髂骨上缘斜行到少腹。主要表现：子宫下垂，带下，腹部胀满，腰软无力等。

（五）阴跷脉、阳跷脉

有轻健跷捷的意思，阳跷主一身之阳，阴跷主一身左右之阴。

跷脉左右成对，阴阳跷脉均起于足跟。

阴跷脉 经内踝沿下肢内侧后方上行，经前阴上沿腹胸进入缺盆，出结喉旁，上行至目内眦，与阳跷脉汇合。

阳跷脉 经外踝沿下肢外侧上行，经腹部，沿胸部后外侧经肩部颈外侧上挟口角到达目内眦，与阴跷脉汇合。再沿足太阳膀胱经上额，与足少阳胆经汇于项后。

主要病症 肢体外侧肌肉弛缓而内侧肌肉拘急，喉痛，嗜睡，阳跷为病。肢体内侧肌肉弛缓而外侧肌肉拘急，癫狂，不眠，目内眦赤痛，阴跷为病。

（六）阴维脉，阳维脉

阴维脉维系三阴经，阳维脉维系三阳经。

阴维脉 起于小腿内侧，足三阴经交汇处，沿下肢内侧上行到腹部与足太阴脾经同行到肋部，与足厥阴肝经相合，然后上行至咽喉与任脉相会。

阳维脉 脉起于外踝下，与足少阳胆经并行，沿下肢外侧向上经躯干部后外侧从腋后上肩，经颈部颊部到前额，再由前额至头顶折向项后，与督脉汇合。在循行过程中，先后与手足太阳、手足少阳、阳跷等经脉交会。

主要病症 阴维脉发生病变时，常患心胸疼痛，阳维脉发生病变时寒热反复发作等症。

第6章 病因病机

导致疾病发生的原因是多种多样的，如六淫、七情、饮食、劳逸等在一定条件下能使人发生疾病。

六淫：风、寒、暑、湿、燥、火在正常情况下称六气，是自然界六种不同的气候，所谓淫，是指太过的意思，这六种气候在发生急骤的异常变化就能使人致病，在这种情况下这六种气候叫六淫。如春应温而反寒，夏应热而反凉，秋应凉而反热，冬应寒而反温。下面我们就来了解一下六淫的具体情况。

一、风

风为春天的主气，一年四季都可发生，风邪有内风、外风之分。《素问·至真要大论》："诸风掉眩，皆属于肝，诸暴强直，皆属于风。"

（一）风邪的性质与特点

风邪为百病之长　凡寒、湿、燥、热多依附于风而侵犯人体，如风寒，风热，风湿等。

风邪为阳邪，其性开泄　风邪侵入人体后，使卫气不固，皮肤腠理开泄，而有发热、恶风、汗出等症。

风邪善行而数变　风邪有来去迅速、变化多端的特性，如风湿热关节炎出现游走性关节炎，病位不定，症状时隐时现，而发病快，消失也快，中医学上一般称为风痹、行痹。皮肤出现疹块称风疹，使人瘙痒难忍。

风性主动　动指风邪有动摇不定的特点，凡见眩晕、震颤、四肢抽搐、角弓反张，多属风的病变。

（二）常见风证

伤风　发热，恶风，汗出，脉浮缓，咳嗽，鼻塞。

风寒　见后面外寒证。

风热　见后面外感温热证。

风湿 见后面外湿证。

风痹（行痹） 关节痛，游走不定。

风水 发热恶风，头面浮肿，或一身浮肿，小便不利。

风疹 皮肤瘙痒，漫无定处，此起彼伏。

二、寒

寒为冬季的主气。

（一）寒邪的性质和特点

寒为阴邪，易伤阳气 如外寒侵袭肌表，卫阳被郁，可出现恶寒怕冷，无汗，脉浮紧症状。如寒伤脾胃，可出现脘腹冷痛，呕吐腹泻，下利清谷，小便清长。《素问·至真要大论》说："诸病水液，澄沏清冷，皆属于寒。"

寒性凝滞 为闭塞不通之意，由于寒有收缩牵引，凝滞作用，可导致风寒，出现恶寒，无汗，骨节酸痛，脉浮紧的外感寒邪之症。

（二）常见寒证

内寒证：为阳衰的一种证候，如四肢不温，呕吐清水，下利清谷，小便清长，病变局部冷痛，《素问·至真要大论》说："诸寒收引，皆属于肾。"

三、暑

暑为夏天的主气，《素问·五运行大论》说："在天为热，地为火，其性为暑。"

（一）暑邪的性质与特点

暑为阳邪，其性炎热　由于暑为阳邪，致病多出现高热，汗出，烦渴，脉洪大等症。

暑性升散，易伤津耗气　往往致病易出现汗多，口渴喜饮，小便短少，气短乏力，突然晕倒，不省人事。

暑多挟湿　往往在发热口渴之时，伴有四肢倦怠，呕恶便溏。

（二）常见的暑证

伤暑 身热，多汗，心烦，倦怠乏力，小便短赤。

中暑 头晕，恶心，重者突然晕倒，不省人事，大汗出，手足厥冷。

暑湿 口渴，心烦，胸闷，呕恶，便溏，小便短少。

四、湿

湿为长夏的主气。

（一）湿邪的性质与特点

湿性重浊 沉重之意，多见头身困重，四肢酸困，如湿留关节可出现麻木不仁，关节重着，也可出现各种秽浊症状，如面垢眵多，大便溏泻，妇女白带过多，湿疹流水。

湿性黏滞 黏腻、黏滞之意，如湿痹、湿温、湿疹，致病缠绵难愈。

湿为阴邪，易伤阳气 脾是运化水湿的主要脏腑，性喜燥而恶湿，湿邪滞留可出现脾阳不振，湿滞脾胃，多出现腹泻，尿少，水肿，腹水，不思饮食等症。

（二）常见的湿证

外湿 多为表证，发热多午后为重，汗出而热不解，头身困重，恶风，四肢酸楚。

内湿 《素问·至真要大论》说，"诸湿肿满，皆属于脾。"其致病主要症状：食欲不振，口腻不渴，呕恶，腹满便溏，头身困重，肤重面黄，小便浑浊，妇女带下。

五、燥

燥为深秋的主气，由于天气干燥，耗伤津液所致的一些病症。

（一）燥邪性质与特点

燥邪干涩，易伤津液 往往造成阴津亏虚的病变，如口燥咽干，大便秘结，毛发不荣，刘完素《素问·玄机原病式》说："诸涩枯涸，干劲皴揭，皆属于燥。"

燥易伤肺 由于肺喜清肃濡润而不耐干燥，燥邪伤人多从口鼻而入，最易伤肺，故多出现干咳少痰，或痰中带血，胸痛。

（二）常见的燥证

外燥证分为温燥和凉燥。

温燥 发热，微恶风，头痛，口渴，鼻干咽燥，干咳少痰，咳而不爽。

凉燥 恶寒发热，头痛无汗，口鼻干燥，干咳少痰。

内燥 主要为损伤津液的一种表现。汗、吐、下后伤亡津液，或失血过多，口咽干燥，皮肤干涩粗糙，毛发汗涸不荣，肌肉消瘦，大便干结，又称津亏、血燥。

六、火

火为阳气之余，火、热可以混称，如风热、暑热、湿热，如肝火上炎、心肝火旺等。

（一）火邪的性质与特点

火为阳邪，其性上炎 《素问·阴阳应象大论》说："阳盛则热"，火热之性，易升腾上炎，如心火上炎，易口舌生疮，胃火积盛，易齿龈肿痛，肝火上炎易心烦易怒，目赤肿痛。

耗伤津液 火热之邪，易迫津外泄，往往有口渴喜饮，咽干口燥，大便秘结。

易生风动血 《素问·至真要大论》说："诸热瞀瘛，皆属于火"，易迫血妄行，促使血流加快，可出现吐血，衄血，咯血，便血，尿血，妇女可出现月经过多，崩漏。

（二）常见的火热证

外感 往往见于温病初起发热，头痛，咽喉肿痛，口干而渴，大渴饮引，热入营血的心烦，不寐。

内伤 其症状实热为口舌糜烂，口苦，心烦易怒，咯吐黄痰，齿龈肿痛，大便秘结，小便短赤；虚热证可见五心烦热，失眠盗汗，咽干目涩，头晕耳鸣。

七、七情

　　七情即喜、怒、忧、思、悲、恐、惊七种变化。在一般情况下，七情是人体客观外界事物的不同变化，并不致病，只有突然而强烈刺激后，影响人体生理功能，才导致疾病发生。人有五脏化五气，心在志为喜，肝在志为怒，脾在志为思，肺在志为忧，肾在志为恐，怒则气上，喜则气缓，悲则气消，恐则气下，惊则气乱，思则气结，所致病症五脏六腑辨证施治中已叙述，这里就不再赘述。

五诊合参

第7章 望 诊

一、望神

有神 两眼有神、明亮，精神饱满。

无神 患者反应迟钝，精神萎靡或神志昏迷，循衣摸床或意志不清，闷闷不乐，不知人事，多预后不良。

二、望面色

望面部颜色与光泽、正常人面部红润有光泽。一般面部分为青、赤、黄、白、黑五种颜色，青为肝，赤为心，黄为脾，白为肺，黑为肾。

白色 主寒证，失血证。

黄色 主虚证，湿证。

赤色 主热证。

青色　主寒证，热证，瘀血证，惊风证。

黑色　主肾虚证，水饮证，瘀血证。

三、望形体

凡肤白无华，精神不振，多为阳气不足之症；凡形体清瘦，面色萎黄，皮肤干燥，多为阴虚不足。如出现鸡胸、龟背为先天禀赋不足，如肥人则多痰，瘦人多火，在临床上也有一定意义。

四、望形体姿态

如患者不喜衣被，面常向外，多为热证、实证，面常向里喜衣被，怕冷，多为阴证、寒证；若患者常揭去衣被，不欲近火者为热证。如坐而不能卧着，咳喘多为痰饮，如手足抽搐，口吐白沫多为癫痫，小儿如有高热，手足抽搐多为小儿急慢惊风，如一侧手足举动不遂或麻木不仁多为中风偏瘫等。

五、望头与发

如小儿头型过大或过小，伴有智力发育不全，囟门下陷多属虚证，无论大人小孩，头摇不能自主者，皆为风症。如发稀疏易落或干枯不荣，多为精血不足之症，突然出现片状脱发，年少落发，多属肾虚血热。

六、望目

如白睛发红或眼胞红肿，多为肝火，若眼皮浮肿多为水肿，小儿睡眠露睛，多属脾虚，气血不足，瞳孔散大多为精气衰竭，白睛黄染多为黄疸，目眦淡白，属气血不足，如见目赤，多为热证，如闭目而不欲见人者为阴证，两眼上视或直视多见肝风。

七、望耳

如耳内流脓，为肝胆湿热为主，耳轮总为红润为佳，或黄或白或黑，都属病象，如耳后出现红疹要注意麻疹，说到这里我有四句话可诊断麻疹。

潜伏四天鼻泪淋，费科斑出可确诊。

面额颈胸顺序出，疹后脱屑色素沉。

八、望鼻

鼻流清涕，多为伤风，鼻流黄涕，多为风热，鼻头或周围充血或生丘疹，为酒糟鼻，鼻柱溃烂，多为梅毒或麻风病，鼻翼煽动多为肺热。

九、望唇、齿、咽、喉

唇 若唇色淡白，多属气血两虚，色青紫，常为血瘀或有寒，色深红，为热在营血，口唇干枯皲裂，多为外感燥邪亦见于热炽津伤，口唇糜烂，多为脾胃蕴热上蒸，口眼歪斜则为中风。

齿、龈 如牙齿干燥，多是胃热积盛，津液大伤，如齿枯骨，多为肾精枯竭，牙齿松动稀疏，多为肾虚或虚火上炎，睡中咬牙常见虫积。

咽喉 如咽喉红肿，多为外感热邪，如红肿溃烂，多为乳蛾，如有灰白色假膜擦之不去重擦出血为白喉。

十、望皮肤

如皮肤面目皆黄，为黄疸，皮肤虚浮肿胀，多为水湿。

斑疹　常见于外感热证成大片者或红或紫，摸之不碍手为之斑，疹点色红如栗，高出皮肤，摸之不碍手叫疹，斑疹的色深以红色润滑为顺，若深红如鸡冠色，色紫暗，多为热毒盛极，色淡红或紫，为气血不足阳气衰微。

白痦　又名白疹，是皮肤上出现的晶莹的小疱疹，高出皮肤擦破流水，以胸颈部为多见，遇见于四肢，独不见于面部多为湿郁肌表，汗出不彻所致。

痈疽疔疖　发病局部范围较大，红、肿、热、根盘紧束为痈，属阳慢肿无头，根部较深，皮肤起于浅表，圆形红肿，热，痛，化脓为疖。

十一、望舌

主要观察舌质和舌苔两方面的变化。

(一)望舌色

淡白色较正常,舌色淡嫩为虚寒。只淡不嫩为寒,红舌、舌色较正常,舌深为红色,为热证。

绛舌 舌色深红,多为内热旺盛多见于热营血,为热证极期。

紫色舌 紫色深、干燥少津,多为邪热炽盛,阴液两伤,紫色有斑点,多为瘀斑或瘀点,多为血瘀,如心血瘀阻。

(二)望舌形

胖大舌 如舌体胖嫩,色淡多属脾肾阳虚,津液不化,水饮痰湿。若舌肿胖,色紫而暗多为中毒。

瘦舌 舌体瘦长小,多为阴血亏虚,如瘦而红绛,多为阴虚火旺,如瘦而色淡嫩,多为虚寒。

裂纹舌 若舌面有明显裂纹,多为阴液亏损,若舌质红绛为热盛津伤。

齿痕 若齿痕与胖大舌同见，并且色淡，多为脾虚。

芒刺 如舌面上乳头增生，苔黄而干燥多为热邪炽盛。

（三）望舌态

强硬 舌体强硬屈伸不便，运动不灵言语不清，为舌绛，多为热入心包或为高热伤津，邪热炽盛，亦可见于中风。

颤动 舌体颤动不定，不能自主为气血两虚，或阳气虚弱，多见于外感热病中热极生风之象。

吐弄舌 舌伸长，常吐出口外，为吐舌；时时吐出口外又立即收回口内，上下摆弄，为弄舌。两者属心脾有热为中风先兆，吐舌多为疫毒攻心，正气将绝。

歪舌 舌体歪向一侧，为歪舌，为中风先兆。

（四）望舌色

主要有白、黄、灰、黑四种。

白苔 薄白苔属正常舌苔，如舌淡苔白为里寒，若舌苔布满白苔厚白腻为湿滞脾胃，多见胆囊疾病，若像白粉堆积于舌上，不干燥，为外感秽浊，不正之气，多为温疫。

黄苔 为热灼熏蒸所致，淡黄为热轻，深黄为热重，焦黄为热结，苔由白转黄，为表邪化里之象，如黄滑润腻，考虑内伤饮食水湿不化。

灰苔 如舌苔灰而腻、不干燥为寒湿证，如灰而干燥为热炽津伤。

黑苔 如舌苔黑而干燥，生芒刺多为热极津枯，热结肠胃，如黑苔而润滑多为饮冷啤酒伤胃或冷饮伤胃，或寒饮内停。

剥落 如舌苔剥去，以致舌面光洁如镜，称剥苔镜面舌，多为胃阴枯竭，胃气大伤，如舌苔剥不全，为花剥舌，多为气阴两伤之候，若有剥面而苔腻者多为痰浊未化，正气已伤。

十二、望排泄物

（一）痰液

痰色稀白多为寒证，痰黄稠多为肺热，痰少而黏多为燥痰，痰多而易咯出，多为湿痰，如有血痰色鲜红多为结核后期肺穿孔，如痰中带血而胸痛，多为热伤肺络。

（二）呕吐物

如呕吐物稀而挟有食物多为胃寒，呕吐物色黄而苦，多为肝胆有热，呕吐物酸臭秽浊，多为胃热或积食，如呕吐鲜红或暗红加有食物残渣呕吐脓血，多为内痈。

（三）大便

如大便溏稀如水样，多属寒湿；如黏冻有脓血，为痢疾；如便血鲜红，是器官出血；如暗红或黑色，多是远血，往往是胃部出血。

（四）小便

小便清长多属寒证、虚证，小便量少而黄，多属热证，小便浑浊不清，多属湿热下注，小便出血多为肾有病，小便如沙石多为肾或尿道结石，尿如膏脂，为膏淋。

十三、望指纹

是指食指前缘的一个脉络，它与寸口脉有相似之处，指纹一般分为风、气、命三关，食指第一节为风关，第二节为气关，第三节为命关。

色泽　正常指纹呈浅红色，一般说来第一节邪浅病轻，二节气关邪已深入病情已重，三节病情危重已达命关，称为透关射甲，称为透节一般表现浮沉分表里，色泽辨寒热，长短看轻重。

口诀　紫热红伤寒，青惊白是疳，黑色阴中恶，黄者困脾端，淡红淡黄者，是为无病看。

第8章 手 诊

　　手诊是一门特殊学科，很多人把手诊与算命联系起来，其实这两者是完全不同的，但是也可以把相学中有关医学方面的内容结合起来，帮助诊断疾病。

　　我先后学习了中医知识和西医知识。《难经·六十一难》中有记载："望而知之者谓之神也，闻而知之谓之圣，问而知之谓之工，切脉知之谓之巧"，说明"望而知之"是中医的最高境界。于是我买了近百种有关望诊的书，有时间就学，同时对照患者反复实践，有时为了弄清楚到底是什么病，还会陪患者去检查，分析报告结果。终于对手诊有了比较明确的认知。下面将辨别手诊（图8-1）的一些方法介绍如下。

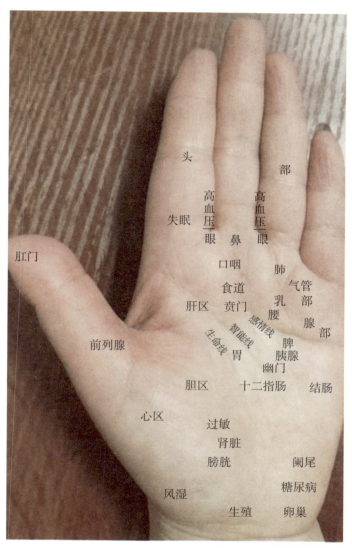

图 8-1 手诊分区

一、辨颜色

（一）白色

若红白相兼则表示炎症较重，或有血糖高；贫血和失血患者，手掌呈白色，贫血和失血的白色是整个手掌呈白色；如在肝区出现白色一道杠一样的东西，或一片白色斑块，多为早期肝硬化，诊断贫血的同时，可以看面部颜色或指甲的颜色。

（二）青紫色

血液循环不良，往往心肌梗死、脑梗死出现这种颜色，心脏传导系统不良，也可致手掌发青紫。

（三）黄色

肝胆病，往往面部呈黄色，如在生命线、智能线出现浅黄色，多为胆囊炎或肝脏不好。如急性黄疸性肝炎，手掌皮肤发黄，肝胆占位性病变造成阻塞性黄疸，一般全掌呈黄色。

（四）红色

一般表示有炎症，病轻而病在表不在里。

（五）鲜红色

表示炎症较重，有些肿瘤患者开始出现红色斑点，几天后逐渐变成黑色，所以要仔细观察。但要与朱砂掌有所区别。

（六）黑色

这种颜色千万不能大意，往往是癌变，有大部分在癌变早期，至少有息肉、囊肿，往往在手掌上与其病变部位相应的区域有黑色呈现，许多早期癌症患者呈深咖啡色，应与老年斑相区别。

二、辨形态

（一）凸

即手掌的某一区域，有较周围皮肤凸起的点状形态，如老茧样突起，呈淡黄色，周围边缘不清，多考虑肿瘤，多为原发性病变。

（二）凹

手掌某一区域有凹陷的点状形态，多为手术后瘢痕。

（三）浮

斑点浮在皮肤表浅处，说明病在表，一般病在初起阶段轻，愈后良好。

（四）沉

斑点呈现位置在皮肤深处，说明病在里，病变较深。

（五）疏

斑点在某一区域已经变淡或颜色由深变浅，表示病情较轻或近康复。

（六）密

斑点在某一区域颜色较深存在，表示病情正在往深层发展。

（七）搏动

在中指根部两侧有两股动脉，平时跳动很小，在血压升高时跳动力量非常大。

三、手诊病案

 病案 1　贲门癌

2005 年 12 月初，县卫生局潘会计让我前去为其姑父诊病。其姑父数日前因高血压住院，刚出院血压又升高。患者躺在床上，我第一眼看见颌下一肿块，如拳头大，按之坚硬如石，触及多个大小不一的结块，边缘不清。

经手诊发现贲门处有一小冰豆大，黄白相兼形如老茧的东西（图 8-2），我对潘会计说：你姑父可能是原发性贲门癌转移为颌下淋巴癌，你到市医院做一下钡透就能发现。

次日，市医院确诊为原发性贲门癌转移为颌下淋巴癌。

潘会计问我：你看得这么准，你看姑父还能活多久？

我根据五行相克的规律，估计该患者活不过次年元月1日，结果患者在当年12月30日晚11时去世了。

 病案 2 乳腺增生

2009 年一晚，邻居陆某说：田医生你会看手相，

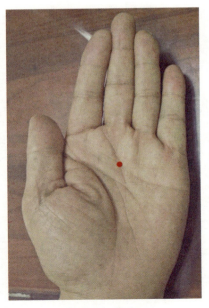

图 8-2 病案 1

你给我看一下我有啥病。我说：我只懂得一些手诊。

我看她在乳腺部位有一个小红点，生命线也有点浅黄（图8-3），我建议她近期去做一个乳腺彩超检查。我又经触诊发现，她乳房中有杏子大小结块，质地柔软，分析：乳腺增生。但本人说，不痛，不认可。

2个月后，她又来找我说：老田，真还让你给说准了，现在乳房里有时疼痛。我去做了彩超，真是乳腺增生。

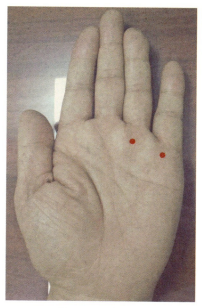

图8-3　病案 2

病案 3　食管恶变

2017 年 9 月，患者刘某，男，60 岁，以高血压就诊，测血压是 140/90mmHg。经手诊发现，食管的下部贲门上部有一小黑点，粟粒大小（图 8-4），我让患者去做胃镜检查，如发现肿瘤就可做活检。结果活检报告：未发现癌细胞，但有挖空细胞形成。也就是食道恶变的早期，做了切除手术，1 个月后痊愈。

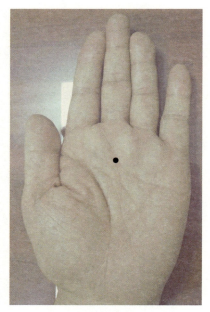

图 8-4　病案 3

病案4 腰痛

2019年8月，患者王某，男，38岁，咸阳人。主诉：头痛，腰痛，流清涕，近1日加重。有轻度咳嗽，我查咽部有红肿。手诊时发现在腰部有两个针尖大小的淡红点，未高出皮肤，像是在表皮，非常浅（图8-5），没有尿路刺激征。分析：肾虚腰痛，合并感冒，我先把感冒治好，后又服用了3盒杞菊地黄丸，两个小红点也没有了。

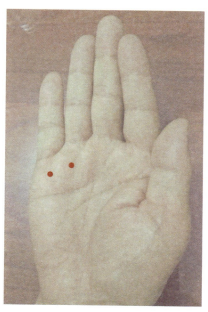

图8-5 病案4

病案 5　鼻咽炎症

患者李某，女，32 岁，西安人。2019 年 7 月来诊室测量血压，经测血压 115/80mmHg，经手诊，发现鼻、咽部有两个浅红色小点，像是浮在表皮一样（图 8-6）。我当时考虑感冒，又诊得脉浮数，问本人头痛否？她说：有点痛，不厉害。分析：感冒引起的咽炎、鼻炎，通过中西结合治疗 1 周，她本人告诉我，两个小红点消失了。

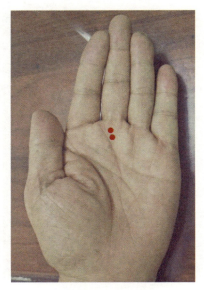

图 8-6　病案 5

病案 6　甲状腺切除术后

魏某，女，52 岁，瓜州县环城乡人。2005 年，她来诊室测量血压，经我看手诊，发现甲状腺部位有一扁豆大小的小坑（图 8-7），于是，我问她：你左边的甲状腺切除了吗？她说：刚切除 1 周。你怎么知道？你神了！我说：是你手告诉我的呀。

体会：手诊定位比较难，需多对比、多观察，才能掌握。

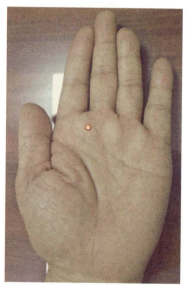

图 8-7　病案 6

病案 7　急性支气管炎

2019 年 9 月，接诊了一位小女孩。徐某，11 岁，西安人。高热，体温 39.5℃，我一再要求她去输液，但家人坚决不去。我经手诊，发现肺区有一片沙粒状红色小点（图 8-8），我考虑急性支气管炎，听诊发现呼吸音粗糙，但未闻及干湿啰音，我给以中西医结合治疗，并让患者去医院拍片，结果显示：急性支气管炎。

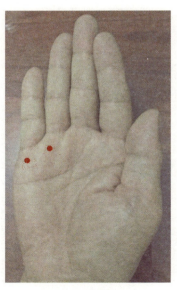

图 8-8　病案 7

病案8 慢性胆囊炎

赵某，男，38岁，西安人，来找我给他看病，我问：你哪里不舒服？他说：我就是让你看呢。我说：你想考我呀！于是，我看了手诊，发现胆区有一红色小点，形如粟粒大小，较深，而且生命线呈浅黄色（图8-9），我问他：你早上口苦吗？肩胛骨附近难受吗？他说：你说的这些症状都有，看舌苔厚腻，我判断为慢性胆囊炎，让他去做腹部彩超，结果显示：慢性胆囊炎。

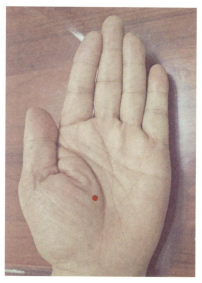

图8-9 病案8

病案 9　肝胆炎症

2019 年 10 月，一位刘姓女患者来求诊，50 岁，面色萎黄，精神欠佳。主诉：近半年经常胃胀，消化不好，近 1 个月来加重，服用过不少西药不起作用。我给看了一下手诊，发现她肝区有一白色斑点，因为皮肤没黄染，但是胆区颜色有些发黄，我检查肝脏不大，但生命线、智能线都呈浅黄色（图 8–10），我考虑乙肝、慢性胆囊炎，让她去做腹部彩超，检查结果：乙肝、胆囊炎。

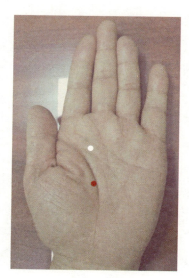

图 8–10　病案 9

病案 10　心肌炎

　　女性患者，34 岁，主诉：近 1 个月来每天午后发热，体温 37.6℃左右。我听诊发现，心率 89/min，患者手掌诊心区有一个粟米大小红点（图 8-11），我考虑心肌炎。医院检查心肌酶正常。后处方 6 剂中药，患者服后热退了。15 天后再查心肌酶，结果提示：病毒性心肌炎。

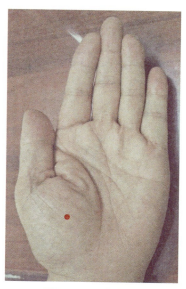

图 8-11　病案 10

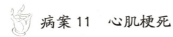 **病案 11　心肌梗死**

2019 年 10 月，我在西安坐诊时，患者杨某，50 岁，西安人，来就诊时我第一眼看到面部呈青色，看舌质有点发紫，双手食指及至小指中部呈紫色（图 8-12），脉涩，有胸闷，我考虑：早期心肌梗死，早期脑梗死，血压 150/90mmHg，我让他做脑血流图，他才把他做的脑血流图报告单拿出来让我看，就是脑梗死，另一个报告单提示有心肌梗死。

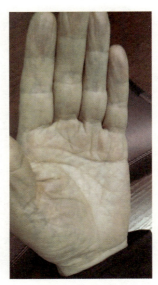

图 8-12　病案 11

病案 12　前列腺增生

2018 年的一天，一位来自咸阳的男士找我看病，58 岁。手诊发现他前列腺区有一粟粒大小黑点（图 8-13），我问他，小便困难吗？他说：我就是前列腺增生。患者后去医院接受手术治疗，将增生部位切除。

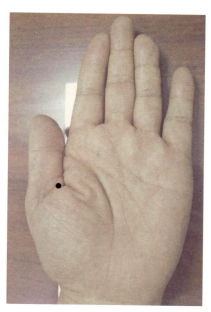

图 8-13　病案 12

病案 13　肝肾囊肿

2019 年 11 月，一位李姓患者前来就诊，35 岁，女。经手诊发现她肝区有一粟米大小黑点。我推测肝脏至少有囊肿。问她是否做过肝脏彩超检查。她说，刚查出肝右叶囊肿。我又看到她鼻区也有一小黑点，比粟米稍大一点，像是恶性肿瘤。又问她，鼻腔长有什么东西吗？她说：有，我刚做完手术。于是我发现她腰部区有一个比粟米大一点小黑点，我看在左边，我问她你左边腰痛吗？她说：我两边腰都痛，我说：你把鼻腔做过手术的那个地方采点样做个活检，再做一下肾脏彩超。她没做活检，只做了肾彩超，结果显示：肾囊肿。

我问她：你手上这黑点什么时候出来的。她说：有 1 年了，跟手上一起出来的脚上还有两个。我又看了一下脚上的两个小黑点（图 8-14），我看这个患者非常特殊，便记录了下来。

体会：手诊的定位比较难，比如说发现一个病灶点，会觉得既不在这个部位，又不在那个部位，还有一种情况常有一部分人手诊上没任何反应

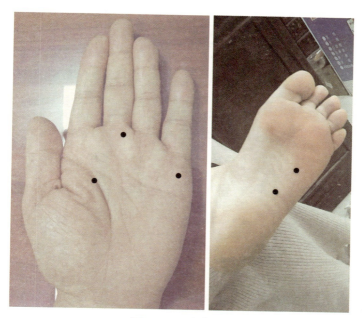

图 8-14　病案 13

出现病灶的点，所以要多学、多观察。今天我谈到的仅仅是我学到的、观察到的一些手诊的体会，另外一点就是手诊是发现早期癌症的重要手段，我从手诊上发现了一些癌症患者都处于早期阶段，因此，要多观察、多分析。今天我所说的比较肤浅，仅供参考，我希望同行和我们共同讨论，大家一起学习。

病案 14　郁证

陈某，女，56岁，咸阳人，以消化不好，腹胀来诊，通过手诊发现生命线、智能线、感情线均成浅黄色。我估计病情最少已有病3年。我说，你可能3年前生过气，久而郁滞，造成了郁证。她说，你说的对，确实生过气，快4年了，从那以后有时嗳气，消化不好，胃胀。因这是一个典型的郁证手诊图，我便记录了下来（图8-15）。

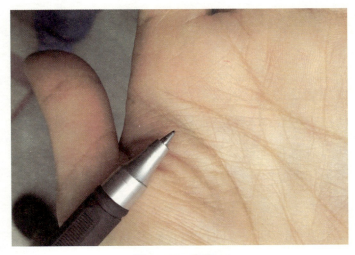

图8-15　病案14

病案 15　胆囊炎

王某，女，35 岁，咸阳人。2021 年 1 月 16 日就诊，患者来时，不直接告知病情，而让我先诊脉。我进行手诊，见她生命线、智能线、感情线全呈黄色（图 8-16），便说她晨起口苦，胃胀，嗳气，大便不调，可能有慢性胆囊炎。她这才开口，承认我说的全对。我又说她已经病了 3 年，她也承认了。于是她才让我给她开药。

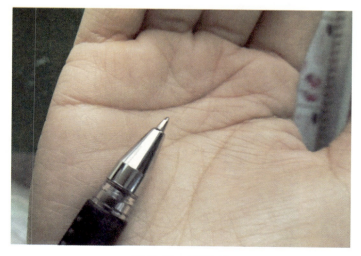

图 8-16　病案 15

病案 16　脑梗死

李某，女，57 岁，咸阳人。2021 年 1 月 23 日来诊，来诊时她不透漏任何病情，便让我给诊脉，也算是一次患者对医生的考试吧。于是，我也是只能先用手诊诊断，见她双手四指尤其青紫（图 8-17），我说她可能有轻度的脑梗死，让她去医院做一次四维彩超，结果与我诊断一致，证明我没诊断错，她才让我给她开药治疗。

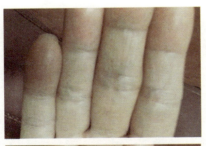

右手

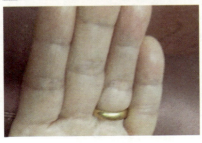

左手

图 8-17　病案 16

病案 17　心肌梗死、脑梗死、早期肝硬化、胆囊炎、高血压

邹某，男，62 岁，咸阳人。2020 年 9 月 25 日就诊，来者患有心肌梗死、脑梗死，早期肝硬化、胆囊炎及高血压。我摸他高血压区跳动强劲有力，测血压 145/95mmHg。手诊可见心区变紫黑色、脑部呈紫黑色（已治好，黑色已不太明显，肝胆区呈青白色，图 8-18）。

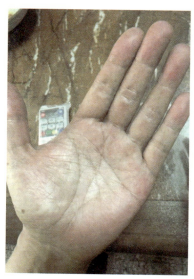

图 8-18　病案 17

第9章 闻 诊

一、听声音

语音的强弱　一般说来语音高亢洪亮，多言而躁动者，多属实证、热证；语言低微无力，少言而沉静多属虚证、寒证。如声音嘶哑或发不出音，多为外感风热，若语声重浊，多为外感风寒如呻吟多与疼痛有关。

语言错乱　我们知道言为心声，若高热意识模糊，胡言乱语为谵语，为热扰心包，如失去理智，语言粗鲁，狂妄叫骂，多为痰迷心窍。

二、呼吸

呼吸微弱，多为肺肾之气不足，呼吸有力，声高气粗，多为热邪内盛，多为实证。如哮喘、喘息气粗，多为实证；喘而无力，气少不足，多为虚证；胸中郁闷不舒，发出长叹息，多为情志不畅，为肝气郁结所致。

三、咳嗽

如咳嗽痰多，而色白多属痰湿证，如干咳无痰多风热，咳声重浊多实证，咳声低微，有气无力多虚证，咳声如犬吠样，多为百日咳。

四、呃逆与嗳气

呃逆 呃逆是胃气上逆所致，呃声高亢有力，多为实证，呃声低而长，气弱无力，为虚证、寒证。

嗳气 经常嗳气，俗称打饱嗝，多为肝胃不和，如嗳出酸臭味，多为宿食停积，无酸臭味的，多为肝胃不和，或胃虚气逆。

五、嗅气味

口气臭秽，多为胃热或消化不良，口气酸馊，多为宿食（伤饮食）。各种排泄物，包括二便、脓液、痰液、带下，有恶臭多为实热证，略带腥味多为虚寒证。大便臭秽为热，有腥味属寒；大便燥臭，多为热证；矢气奇臭，多为消化不良；咳吐浊痰脓血，腥臭异常多为热毒炽盛。

第 10 章　问　诊

问诊是诊断疾病的一种重要方法，通过问诊了解患者发病时间、原因、经过、既往病史、病痛所在，以及生活习惯、饮食爱好等与疾病有关的情况，均要通过问诊才能了解。

口诀　一问寒热二问汗，三问头身四问便，五问饮食六问胸，七聋八渴俱当辨，九问旧病十问因，再将服药参机变，妇女须问经带产，迟速闭崩皆可见，再将片语告儿科，小儿麻疹全占验。

一、问寒热

恶寒发热是患者常见症状，如患者怕冷，近火取暖仍觉寒冷者为恶寒，若怕冷近火取暖而有所缓解者称畏寒，如患者感觉手足发热，面烦热为五心烦热。一般寒邪多恶寒，热邪多恶热。若疾病初起多有恶寒发热，多见外感表证，如恶寒重，发热轻为外感风寒。由于寒性收引凝滞，致卫阳郁闭不通，所以恶寒重，常伴有头身痛、无汗、脉浮紧等现象。但往往体温不高，外感风热常表现于发热重，恶寒轻。

风热为阳邪，风热袭表，卫外不固，腠理开泄，微恶风寒，所以常见口渴自汗，脉浮数等症状。如寒热往来多属少阳证（半表半里证），但热不寒。患者高热不退，不恶寒，反恶热，称壮热，或化热传里的实热证，常伴有多汗，烦热。

潮热　发热如潮有定时。

阴虚潮热　每当午后发热，或入夜发热，兼有盗汗，颧赤，口咽干燥，舌红少津等症。

湿热潮热　身热不扬，午后热甚，初扪之不觉热，扪久则灼手，多伴有胸闷恶呕，头多困重，大便溏薄苔腻。

阳明潮热　胃肠热结所致，腹满拒按，大便秘结，舌苔黄燥或生芒刺等。长期低热：发热时间较长，一般不超过38℃。患者觉得发热，体温并不高。

气虚发热　除表现发热日久和热度不高以外，还可见面色㿠白，食少乏力，短气懒言，疲倦，舌淡，脉虚弱，或因肺气虚损，中气下陷，清阳不升，郁而发热。

二、问汗

汗为心液，一般先问有汗或无汗或进一步问清出汗情况、时间、部位。表证辨汗，如兼有恶寒自汗，多为表虚，恶寒无汗多为表实证，如发热出汗多为风热表证。

自汗　一般活动都容易出汗，无其他病态，属正常范围，如经常出汗不止，活动后更甚，多为气虚，卫阳不固，伴有神疲气短，畏寒等阳气虚弱的症状。

盗汗　入睡后汗出，醒后汗止，多为阴虚，常伴有五心烦热，失眠，颧红，口干咽燥。

大汗　大汗，汗出高热不退，烦渴饮冷，脉洪大，为阳热内盛，迫汗外泄的实热证，如大汗淋漓，四肢厥冷，脉微欲绝，汗如蒸气，则为元气虚脱，阳气将绝，即亡阳证。

战汗　先见全身战栗，如汗出热退，脉静身凉，是正邪相争，是病轻好转之象。如汗出后烦躁不安，脉来疾急，为邪盛正衰之象。

头汗 汗出仅限于头部，正常情况下进饮食即出汗，为正常情况，如出现烦热口渴，苔黄，脉浮数，多为外感热邪将入里现象，如老年人气喘，头额汗出，多为虚证，如重病末期，突然额汗大出，为阳气上浮，为津随气脱的危象。

手足心汗 不太多者为生理现象，如汗出太多，见口渴咽干，便秘，尿黄，脉细数，多为热邪伤阴，冷汗多为阳虚，热汗多为外感风热或内热蒸迫所致。

三、问疼痛

（一）疼痛的部位

头痛 如后头痛属太阳膀胱经，头侧痛属少阳胆经，前额痛属阳明胃经，头顶痛属足厥阴肝经。

胸痛 如胸闷针刺样疼痛，而时间较短，十几秒，或半分钟，多为心血瘀阻（真心痛），也就是西医所说的心肌梗死。如胸肋胀痛、嗳气，多为肝气郁结；如胸痛而吐脓血者，多为肺痈；如胸痛喘促，伴有发热、吐铁锈色痰，多为肺热；如潮热盗汗、胸痛多为肺痨。

肋痛　由于两肋为肝脉所布，如两肋胀痛多为肝胆疾病。

脘痛　脘指上腹，如上腹疼痛、发凉多为胃寒；如胃脘痛而胀、嗳气，多为肝气郁结；如胃部灼热、口渴、大便干，多为胃炎；如胃脘胀满、口臭、便秘，多为内伤饮食。

腹痛　腹部分大腹、小腹、少腹三部分，脐以上为大腹，属脾胃，脐以下为小腹，属肾、膀胱、大小肠及胞宫，小腹两侧为少腹，可以根据其不同的部位查知其不同的疾病。

四肢痛　四肢疼痛，尤以关节肿胀与天气变化有关，多为风湿或类风湿。

（二）疼痛的性质

胀痛　如胸部、腹部胀而痛，多为气滞；头部胀痛而伴有面部烘热，中指根部脉跳动明显，多为肝阳上亢。

重痛　疼痛如有沉重的感觉为重痛，多见于四肢、腰部，多为湿邪所困，因湿性重浊黏滞。

刺痛　疼痛如针刺多为瘀血。

绞痛　如胸部疼痛时间短暂，如刀绞，多为心血瘀阻；如脘腹疼痛伴呕吐，而有吐蛔，多为胆道蛔虫；如小腹疼痛，痛如刀绞，多为石淋（即尿路结石）。

灼痛　如尿道灼热而痛多为热淋，如胃脘部灼热而痛多为胃热、胃火。

冷痛　痛有冷感而喜热为冷痛，见于头部、腰部，多为寒邪侵袭。

隐痛　疼痛不剧烈，可以忍耐，却绵绵不休，持续时间长，一般多为气血凝滞，虚证为多。

四、问睡眠

（一）失眠

心脾两虚　有食少，怔忡，气短，易醒或失眠。

心阴虚 心悸，心烦，头昏，盗汗，梦多，身热，小便黄。

湿困脾胃 消化不好，腹胀，嗳气，口苦，舌苔厚腻，失眠。

（二）嗜睡

睡意很浓，经常不自主地入睡，称嗜睡，多有湿痰困滞，如神疲欲深，呼之即醒，或朦胧迷糊，似睡非睡称但欲寐，多为少阴心肾阳虚之证，若昏睡多见急性热病，邪入心包，病情危矣。

五、问饮食口味

（一）口渴与否

口不渴标志着津液未伤，多见寒证，若口渴多饮多见热证，大渴喜冷饮，为热盛伤津，渴喜热饮，饮量不多，或口渴欲饮，水入即吐，小便不利，多为痰饮内停，大渴引饮，小便量多，多为消渴。

（二）食欲与食量

食欲减退或不思饮食，多为脾胃失常，若面部皮肤黄如橘色，小便黄，不思饮食，恶心，呕吐，厌油，多为黄疸；如食少伴有胸闷，腹胀，肢体困重，舌苔厚腻，多为湿滞脾胃；厌恶食物，口臭多为伤食；如妇女怀孕，出现恶心、厌食反应，为妊娠恶阻；有饥饿感但不想吃，饥不欲食，多因脾阴不足，虚火上扰；小儿有厌食，食生米异物等，多为虫积；如久病之人本不进食，突然反而暴食，是脾胃之气将绝之象。

（三）口味

晨起口苦，有腻味多为胆囊疾病；口甜而腻多为湿滞脾胃；口吐酸水，并有上腹部疼痛多为胃病（溃疡）。

六、问二便

主要问大小便的形状、颜色、气味、量多少、次数。大便坚硬干燥、排出困难称便秘，多是热结肠道，津液缺乏；或大便稀不成形，呈水样，次数增多为腹泻；如大便时干时稀，为大便不调；如下利清谷，水粪夹杂，五更泄泻多为脾肾阳虚；若大便有脓血，里急后重，肛门灼热，多为痢疾；如大便色黑多为上消化道出血。

小便过多其病在肾，多属虚寒，也常见于消渴。小便短少，由于热邪伤津，或汗吐下泻，损伤津液，以致生化之源不足。常见于肺脾肾功能失常，气化不利，水湿内停小便不畅，点滴而出为癃。小便不通，点滴不出为闭。癃闭因湿热下注或瘀血，结石阻塞，多属实证；肾阳不足，不能气化为肾阳亏损；小便次数增加，小便频数短急，而急迫的多属下焦湿热；量多而色清，多属下焦有寒；肾气不固，膀胱失约，尿频而量少，常见阴虚内热，小便数而大便硬为脾约证。小便时尿道疼痛，急迫，涩痛，灼热，多为湿热下注的淋证。小便后自觉空痛，多为肾气虚衰。尿后余沥不尽，不能自主排尿，或不能控制尿出，为尿失禁。睡中不自主的排尿为遗尿。

七、问经带

经期 若经期提前八九天以上为先期，多为肝郁血热，或血瘀；若经期错后八九天以上多为寒气凝滞；若经期错乱或前或后，经行无定期，多为肝气郁结，也有因脾肾虚损，也有因瘀血凝滞。一般正常1个月一行为月经，2个月一行为并经，3个月一行为居经，1年一行为避年，终身不来月经而能正常怀孕者为暗经，均属正常现象。

经量 如月经来经量过多，超过了正常生理范围为月经过多，多因血热，冲任受损；而经来少于正常量称为月经过少，多因寒凝，血瘀；若停经超出3个月而又未怀孕，为闭经，多因气虚血少或瘀血不通，或血寒凝滞，也有因生活环境而停经者无明显症状不属病态。

色质 正常月经色质鲜红无血块，不稀不稠，若血色淡而质稀，多为血虚，若血色深红黏稠，多属血热，若血色黑紫有块，为瘀血。多为寒气凝滞，往往伴有腹痛、腰痛。

行经腹痛 甚者剧痛而不能忍受，并随月经周期而发作为痛经。经前或经期小腹胀痛，多为气滞血瘀，经期小腹冷痛多为寒凝，行经或经后小腹隐痛，伴腰酸者为气血亏虚。

带下 正常情况下妇女阴道有少量的乳白色无臭分泌物，有滋润阴道壁的作用，若分泌物多缠绵不绝为带下。量多色白淋漓者为白带；若白带混有血液为赤白带下；若带下色黄稠为黄带，伴有外阴瘙痒，疼痛多为湿热下注；若带下质稀，腰腹酸冷多为肾虚；若带下色黑，形如黑水，多见于宫颈癌。如带下黏稠，如凝乳状，有臭味，阴道奇痒多有滴虫。

八、问小儿

主要问小儿母亲，小儿有无遗传性疾病，孕期和产乳期情况前面诊断中已探讨过就不再赘述。

第11章 切 诊

切脉时让患者取坐位或卧位，手臂与心脏近于同一水平上。对成人切脉用三指定位，先用中指按在掌后高骨定关，然后用食指按在关前定寸，无名指在关后定尺，两手都有寸、关、尺三部共六脉，临床划分右寸候肺，右关候脾，右尺候肾（命门），左寸心，左关肝，左尺肾。正常诊脉时间不少于一分钟，也就是不少于50动，正常脉象一呼一息脉来四至，脉象和缓有力，从容有节，不快不慢，有神（即和缓有力），有胃（即从容不迫而节律一致），有根，是一种应指有力，从容有力的现象。左手为人迎脉，右手为气口脉，古人曰：左手人迎主外症，右手气口主内疾，寸部主上焦头面胸膈之疾，关部主中焦肚腹脾胃之疾，尺部主下焦小腹腰足之疾。通常大多参考濒湖脉学二十八脉，但临床上以七表八里15种脉象最为多见，在这里我把常见的七表八里总归四脉等常见脉象叙述于下，不常见的这里就不叙述了。

一、浮脉

属阳主表，举指轻按而得之曰浮，浮而有力为洪，无力为芤，浮而长大为实。

洪脉为阳气亢盛所致，如心肝火旺可出现此脉。

芤脉多见于出血、失精的患者。

实脉多见于气血旺盛，阳气有余，实热证。

二、沉脉

属阴主里，举指重按而得之曰沉，沉而有力为滑，沉而无力为弱，沉而似有似无为微，沉而至骨为伏。

滑脉多见于痰病或伤食，妇女脉滑而经停，多有怀孕的可能。弱脉多见于老人、久病体虚者。

弱脉多见于虚损，气血衰到极点。崩漏、带下病多见此脉。

伏脉多见于阳气衰竭的患者。

三、迟脉

属阴在脏，举指半重按之在内，再按乃见一息三指曰迟，迟而有力为涩，迟而无力为濡，迟而似有似无为缓。

涩脉多见于瘀血，如心肌梗死、脑梗死的患者。

濡脉多见于亡血，阴虚正气衰极之病。

缓脉浮缓伤风，沉缓伤湿，缓大风虚，缓小脾虚。

四、数脉

属阳在腑，举指轻按而极急一息六指曰数，数而有力为弦，无力为紧。

弦脉，浮弦多见于支饮，沉弦为疼痛，弦数多肝火。

紧脉，浮紧多见伤寒，沉紧内寒或疼痛。

五、细脉

又称小脉，脉来如线，软弱无力，主气血虚，主诸劳亏虚，或湿病。

六、散脉

大而散，有表无里，涣散不收。散似杨花散满飞，来去无定至难奇，产为先兆胎为坠，久病逢之不可医。

七、促脉

数而无规律的间歇，促脉数而时一止，止为阳极欲亡阴，三焦郁火炎炎盛，进必无生退可生。

八、动脉

在一般脉息中间有数脉，当脉息下落至中途时忽然又来一次小的跳动，它不是每次都如此，而是间隔数次或十余次才有一次小的跳动。

九、结脉

脉来缓慢而不规律的间歇，多见于寒凝血瘀，气结不疏，脉气阻滞。

十、代脉

脉来缓慢，而规律的间歇，但间歇时间较长，主脏气衰竭。

十一、釜沸脉

脉在皮肤浮数至极，至数不清，为主热极，主脉绝。

十二、鱼翔脉

脉在皮肤，头走而尾摇，似有似无，如鱼在水中游动，主心绝。

十三、屋漏脉

脉如在筋肉间，如屋漏之象，良久一滴，溅起无力，主胃气将绝。

十四、虾游脉

脉在皮肤如虾游水，时而跃起，然而去须，主大肠气绝。

十五、雀啄脉

脉在筋肉间，连连急数，三五不调，止而复作，为肝气绝。其他脉象不多见，更不好辨别，我就不叙述了。一般来说可参歌诀。

五十不止身无病，数内有之皆知定。

四十一止一脏绝，却后四年多没命。

三十一止即三年，二十一止二年应。

十五一止一年阻，以下有止看报病。

两动一止或三四，三动一止六七死。

四五一止七八朝，以次推排但依次。

第 12 章　脉诊探微

　　中医的诊法是中医辨证施治的重要依据，属于中医诊断学的范畴，主要包括望、闻、问、切四诊，都应加以重视。而脉诊当为四诊之首，这也是许多中医先贤所认可的。医圣张仲景在《伤寒杂病论》中以"辨脉法第一"开篇，篇中又以"××病脉证并治"为标题。清代御医黄宫绣在《脉理求真》中也强调"认病必先明脉理"，可见脉诊之重要。许多疾病在发病的早期并不能通过西医的仪器检查反映出来，特别是脏腑功能的变化，也不一定能够通过望诊或手诊表现出来，而脉诊一定会有所表现，它也体现了中医治未病及治病求本的特点。正所谓切而知之谓之巧，这当中包含了许多深奥的医理。今天将这些脉诊知识结合自己一些家传及临证感悟和各位同道略作探讨，其中难免有所疏漏和不足，各位如有独到见解，望能互相交流指正。

一、诊脉法

讲到脉诊首先要知道正确的诊脉方法。在晋代以前主要采用三种诊脉方法，即遍诊法、三部诊法和寸口诊法。

遍诊法即三部九候法。此诊法见于内经《素问·三部九候论篇》："故人有三部，部有三候，以决死生，以处百病……岐伯曰：有下部，有中部，有上部，部各有三候，三候者，有天有地有人也……上部天，两额之动脉；上部地，两颊之动脉；上部人，耳前之动脉。中部天，手太阴也；中部地，手阳明也；中部人，手少阴也。下部天，足厥阴也；下部地，足少阴也；下部人，足太阴也。故下部之天以候肝，地以候肾，人以候脾胃之气……天以候肺，地以候胸中之气，人以候心……三部者，各有天，各有地，各有人……合为九脏……一候后则病，二候后则病甚，三候后则病危……九候皆从者不死。"大家可详参内经《素问·三部九候论》细细品味，此处不多加赘述。

三部诊法是以诊察颈人迎、手寸口、足跌阳三个部位的脉象变化来推测病情的一种方法。三部，指人迎（颈侧动脉）、寸口（桡动脉）、趺阳（足背动脉）三个部位。其中人迎、趺阳多候胃气的变化，主要用于寸口无脉以及患者危重之时的诊察；而寸口则主候十二经及脏腑之气的变化，多用于全身性疾病的诊断。此诊法见于汉代张仲景所著《伤寒杂病论》之中，如《伤寒杂病论·序》云"观今之医……按寸不及尺，握手不及足，人迎、趺阳三部不参，动数发息，不满五十，未知生死，以三者为决死生之要也"，可见仲景三部脉法对指导临床意义之重大。故此处向大家做简要介绍。

人迎脉位于结喉两旁一寸五分处，为阳明胃脉，如《灵枢·寒热病》云"颈侧之动脉人迎，人迎，足阳明也，在婴筋之前"，其主要以候察在外的六腑病变，所谓"人迎主外"。正常情况下，春夏季节人迎脉微大于寸口脉，是阳气旺盛的表现。若人迎脉大一倍于寸口，是病在足少阳经，大一倍且躁疾的，病在手少阳经，若人迎脉比寸口大两倍，病在足太阳经，大两倍而躁疾的，病在手太阳经；人迎脉比寸口脉大三倍，病在足阳明经，大三倍而躁疾为病在手阳明经。人迎脉盛，为阳热内盛；人迎脉虚小，为阳虚内寒；人迎脉紧，为痛痹；脉代为忽痛忽止、时轻时重的病症。人迎主表，若脉盛而紧者，主伤于寒邪为病；若人迎出现大、紧而浮的脉象，主阳邪盛而病进，病位在表。人迎脉沉而滑，为病情逐日减轻。人迎脉滑盛而浮，为病邪渐盛，病位在表。若人迎、寸口之脉浮沉大小相等，说明阴阳平和，为疾病即将痊愈。若人迎脉比寸口大四倍，大而且数，名曰"溢阳"，是阳热盛极之危候。若人迎脉反小于寸口脉，多见阳经之虚证。人迎与寸口脉象，都大三倍以上，称"阴阳俱溢"，为血脉闭塞，脉气不行，五脏内伤所致。若人迎与寸口脉象，都大四倍以上，称为"关格"，为阴阳二气盛极；阴阳隔绝不交之危候。

趺阳脉，又称冲阳脉，亦为足阳明胃脉，用于候脾胃，位于足背上踝关节前横纹的两筋间（解谷穴）前一寸五分的胫前动脉搏动处。如《伤寒论·辨脉篇》云"趺阳脉迟而缓，胃气如经也"，趺阳脉从容和缓，是脾胃无病的表现。趺阳脉浮为胃气虚弱，多见胃虚气逆之气噎症；趺阳脉浮而涩，或见于脾气虚弱之朝食暮吐、暮食朝吐、食谷不化的胃反病；或见于胃强脾弱之大便秘结、小便反数的脾约病。趺阳脉浮而数，为胃火炽盛，而成消谷善饥、尿多便干之消渴病。趺阳脉浮而芤，为中气虚衰，营卫化源不足之象，常表现形体消瘦、肌肤甲错等症。趺阳脉浮而滑，为胃中实热。趺阳脉浮而紧，为脾胃气虚、寒邪凝滞所致，多见腹满、肠鸣、腹绞痛等症。趺阳脉浮大，为气实血虚。趺阳脉数，为胃中有热。趺阳脉紧而数，为"热流膀胱、身体尽黄"之谷疸。趺阳脉沉而数，为脾胃实热；沉而紧为寒邪甚。趺阳脉微而紧，为胃气虚寒，若趺阳脉微弦，为脾胃虚寒、厥阴气逆之证，常见腹满、大便难等表现。趺阳脉大而紧，为中虚寒盛之下利，是正虚邪实之象。趺阳脉滑而紧，滑为饮食在胃而谷气实，紧为寒气在脾而邪气盛。趺阳脉伏，为脾胃虚弱，常见水肿、便溏等症状；脉伏而涩，为胃气不降，脾气不行，水谷不化之吐逆、饮食不入之症。趺阳脉不见，为脾胃升降失常，营卫生化无源之象，所谓"冲阳绝，死不治"。

寸口脉，《黄帝内经》称寸口，亦称气口、脉口，如《素问·经脉别论》云"气口成寸，以决生死"，可见寸口脉之重要，以至自晋代以后独成一脉，独取寸口便成为后世医家诊病时主要运用的诊脉方法，这也是本书此部分需要给大家讲解的重点。为何寸口脉可以诊察全身疾病呢？《黄帝内经》里有较多论述，正如《素问·五藏别论》云，"气口何以独为五脏主？岐伯曰：胃者，水谷之海，六腑之大源也。五味入口，藏于胃，以养五脏气，气口亦太阴也。是以五脏六腑之气味，皆出于胃，变见于气口。"《素问·经脉别论》云："脉气流经，经气归于肺，肺朝百脉。……气口成寸，以决死生。"又如《难经·一难》所云："十二经皆有动脉，独取寸口，以决五脏六腑死生吉凶之法，何谓也？然寸口者，脉之大会，手太阴之脉动也。……寸口者，五脏六腑之所终始，故法取于寸口也。"由此可见独取寸口是依据寸口与胃气的关系以及寸口脉的形成。在实际临床诊察过程中，必要时可能还需用到趺阳脉、人迎脉。例如当患者极其虚弱之时可根据人迎脉判断患者病势和病性，以及遇到趺阳脉不见、无脉等症时，具体上文中已概述。故诊脉时当内、难合参，切不可皆诊于两手，以图方便。

　　了解了三种诊脉方法，再来说一说正确的切脉手法，切脉须有正确的手法，方能切得患者的真实情况。临证切脉首先须凝神静气，正如《医学集成》切脉要法中所描述的"凡诊脉，男左女右，患者仰手，医者覆手，凝神指下，慎勿他思，先以中指按患者大指三寸后高骨起处，是为关脉。讨定关脉，方下前后二指，前为寸，后为尺，是为三部。人长指宜疏排，人矮指宜密排，先以三指各轻于皮肤上候之，谓之浮取；略重于肌肉间候之，谓之中取；极力于筋骨下候之，谓之沉取"。此段还包含了指法和定位，似脉学著作《诊家枢要》中所述举按之法，此指法须遵古本《伤寒杂病论》左寸轻取持六菽之重以候心，左关重取持十二菽之重以候肝，左尺更重取持十五菽之重以候肾；右寸轻取持三菽之重以候肺，右关稍重取持九菽之重以候脾，右尺更重取持十五菽之重以候肾，如此"各脏各腑，逐一推求，则阴阳、表里、寒热、虚实自了然于三指下矣"。另外诊脉的最佳时间我们多尊《黄帝内经》"诊法常以平旦，阴气未动，阳气未散，饮食未进，经脉未盛，络脉调匀，气血未乱，乃可诊有过之脉"。只有做到这样，我们才能掌握清晰的脉感。

诸如上面所说的"浮、中、沉"等脉位，广义的脉位还应包括三部九候；而脉形、脉体我把它归属于脉性；除此之外还有脉势，它们之间纵横交错存在交集，即相兼脉；我把它们归纳为脉理三要素。谈到脉理，首先要明白脉的生理，即脉的产生机理，其在《黄帝内经》《难经》二经中多有著述，脉理亦多源自其中。除了前面我们介绍诊脉方法时篇中所提及的部分，如《黄帝内经》云："胃之大络，名曰虚里，……出于左乳下，其动应手，脉宗气也。……宗气积于胸中，出于喉咙，以贯心脉，……营周于身者，则由于心。……心主脉。……营在脉中，卫在脉外，营周不休，五十而复大会，阴阳相贯，如环无端。……经络皆实，是寸脉急而尺缓也，……尺脉缓则热盛于络，是经络俱实也，皆当治之。……脉气流经，经气归于肺，肺朝百脉……脉来一息四至为平脉。……寸口者，脉之大会，手太阴之动脉也。……寸口者，五脏六腑之所终始，故法取于寸口也。"《灵枢·卫气行第七十六》及《难经》前二十二难，皆为二经关于脉理之叙述。因此若要熟谙脉理，必将《内经》《难经》二经作为学习脉诊的第一基础细细参详，务必吃透，此为第一要素。

二、脉位

接下来第二要素就是脉位，顾名思义为脉之所在部位。（在此我们主要讨论寸口脉的诊法）其中包含两个方面内容，一方面为前面所提到的"三部"及"九候"，对于"三部"的认识一般没有争议，即"寸、关、尺""浮、中、沉"；而对于"九候"的说法有二，一为《难经》中所述"脉有三部九候，三部者，寸关尺也；九候者，浮中沉也"。一即我们所说的另一方面内容：脉之所在部位与所候脏腑关系。对于这方面内容，各脉书及各医家表述不一，但大致相同，基本以寸关尺各候人体上中下三部，亦有说上中下三焦，都不无道理。本人多推崇《素问·脉要精微论》所云"中附上（即关部），左外以候肝，内以候膈；右外以候胃，内以候脾。上附上（即寸部）。右外以候肺，内以候胸中，左外以候心，内以候膻中。前以候前，后以候后（即关前以候前，关后以候后）。上竟上者，胸喉中事也；下竟下者，少腹腰股膝胫足中事也"，以及《脉经·两手六脉所主五脏六腑阴阳逆顺》中"心部在左手关前寸口是也，即手少阴经也，与手太阳为表里，以小肠合为府。合于上焦，名曰神庭，在龟（一作鸠）尾下五分。肝部在左手关上是也，足厥阴经也，与足少阳为表里，以胆合为府，合于中焦，名曰胞门（一作少阳），在大仓左右三寸。肾部在左手关后尺中是也，足少阴经也，与足太阳为表里，以膀胱合为府，合于下焦，在关元左。肺部在右手关前寸口是也，手太阴经也，与手阳明为表里，以大肠合为府，合于上焦，名呼吸之府，在云门。脾部在右手关上是也，足太阴经也，与足阳明为表里，以胃合为府，合于中焦脾胃之间，名曰章门，在季胁前一寸半。肾部在右手关后尺中是也，足少阴经也，与足太阳为表里，以膀胱合为府，合于下焦，在关元右，左属肾，右为子户，名曰三焦"。两者在临证中皆有应验，当仔细思量。另左手三部多主血，右手三部多主气。左手主心血、肝血、肾精；右手主脾胃受纳、大肠传导、膀胱气化。

三、脉性

熟悉了脉之各部位所候脏腑之后，还需掌握脉理的第三要素即脉性，便可据脉象推测病因病机，分清病性虚实、寒热、表里、在气还是在血，分别三阴三阳，乃至明辨五脏六腑的具体病症。下面我将从五个方面即按照五个步骤向大家讲述脉性应掌握的内容，以期各位同道可见微知著，熟练运用于临证。

（一）纲

一曰纲，即审脉之大纲，实为诊断之总纲。首先脉有阴阳，《脉诀刊误》《濒湖脉学》《诊家正眼》《脉诀汇辨》诸书皆将各脉分阴阳，虽略有差异，然大抵相同。正如《伤寒论·辨脉法第一》中云："凡脉大、浮、数、动、滑，此名阳也。脉沉、涩、弱、弦、微，此名阴也。凡阴病见阳脉者生，阳病见阴脉者死。阴病实为正气不足，当见阴脉，纵非阴脉，虽数必虚，虽浮必散，不足言阳脉。若见阳脉，当为正气来复，而为向愈。阳病乃邪盛，见阳脉为常。阳病未止，而见阴脉，非邪退乃正气受阻，排邪受阻。实证尚不易治，今真实假虚，论治更难矣。"此为仲景按脉之阴阳断病死生之总决以及判断病势之挈要。再分寒热，如《四言脉诀》《濒湖脉学》中所言"数热迟寒"，数脉，包含动、疾、促脉属热证，迟脉，包含缓、结、紧脉为寒证。脉有虚实，实脉类脉象，有实、滑、弦、紧、长五脉，脉动应指有力，虚脉类脉象，有虚、细、微、代、短五脉，脉动应指无力。最后再分表里（包括半表半里），以浮、中、沉、按四种不同程度切脉界限来划分的，主要以浮脉、沉脉、牢脉三大类脉象为主，还包括浮洪、浮数、浮缓、浮紧、沉迟、沉数、沉滑、沉紧等，内容较为复杂，其特点及主病可参看《脉诀刊误》中"七表八里"和《濒湖脉学》中"四言举要"的相关内容加以研习。此八纲与八纲辨证相对应，初学者可简化之，即以浮沉迟数四字为纲，浮数滑大长为阳，沉迟涩小短为阴；有力为实，无力为虚，寒邪实者迟而有力，热邪实者数而有力，表邪实者浮而有力，里邪实者沉而有力；沉而无力为气虚，浮而无力为血虚，迟而无力为阳虚，数而无力为阴虚。除此之外还可参看《寿世保元》"七表八里总归四脉"及"论五脏见四脉应病诗"中所述，以寻举一反三之道。上述诊脉法都需结合临床实际，大家可在临证中细细体会，熟能生巧。

附：脉诊歌诀

1."七表"部分歌诀

(1) 浮者，阳也。指下寻(按)之不足，举之有余。再再寻之如太过（脉在肉上行）曰浮。主咳嗽气促，冷汗自出，背膊劳倦，夜卧不安。

按之不足举之余，再再寻之指下浮。脏中积冷荣中热，欲得生精用补虚。

寸浮中风头热痛，关浮腹胀胃虚空。尺部见之风入肺，大肠干涩故难通。

(2) 芤者，阳也。指下寻之，两头即有，中间全无（举之，浮大而软。按之，两边实，中间虚）曰芤。主淋沥，气入小肠（主失血）。

指下寻之中且虚，邪风透入小肠居。患时淋沥（尿血）兼疼痛，大作汤丸必自除。

寸芤积血在胸中，关内逢芤肠里痈。尺部见之虚在肾，小便遗沥血凝脓。

(3) 滑者，阳也。指下寻之，三关如珠动，按之即伏，不进不退（往来前却，流利展转，替替然与数珠相似，应指圆滑，又曰漉漉如欲脱）曰滑。主肢体困弊，脚手酸痛，小便赤涩。

滑脉如珠动曰阳，腰中生气透前肠。胫酸只为生寒热，大泻三焦必得康。

滑脉寸居多呕逆，关滑胃寒（热）不下食。尺部见之脐似冰（热下焦），饮水下焦声沥沥（月信不通尿血涩）。

(4) 实者，阳也。指下寻之不绝，举之有余（浮中沉三候皆有力）曰实。主伏阳在内，脾虚不食，肢体劳倦。

实脉寻之举（浮沉皆）有余，伏阳蒸内致脾虚。食少只缘生胃壅，温和汤药乃痊除。

实脉关前胸热甚，当关切痛中焦凭。尺部如绳应指来（当为下痢痛），腹胀小便都（淋）不禁（忍）。

(5) 弦者，阳也。指下寻之不足，举之有余，状若筝弦，时时带数（端直以长，如弦隐指）曰弦。主劳风乏力，盗汗多出，手足酸疼，皮毛枯槁。

弦脉为阳（端直以长）状若弦，四肢更被气相煎。三度解（温）劳风始退，常须固济下丹田。

寸部脉紧一条弦，胸中急痛状绳牵，关中有弦寒在胃，下焦停水满丹田。（寸弦头痛胸中痛，左关疼癖痛挛拘。右关有饮寒留胃，尺弦腹痛腰脚拘。）

(6) 紧者，阳也。指下寻之，三关通度，按之有余，举指甚数，状如洪弦，（来往有力，左右弹人手，既如转索，又如切绳）曰紧。主风气，伏阳上冲，化为狂病。

紧脉三关数又弦，上来风是正根元。忽然强语人惊怕，不遇良医不得痊。

紧脉关前头里痛，到关切痛无能动。隐指寥寥（转索无常）入尺来，缴结（疼痛）绕脐长手捧。

(7) 洪者，阳也。指下寻之极大，举之有余（极大在指下，来大去长而满指）曰洪。主头痛，四肢洪热，大肠不通，燥热，粪结，口干，遍身疼痛。

洪脉根元本是阳，遇其季夏（夏月）自然昌。若逢秋季（月）及冬季（月），发汗通肠始得凉。

洪脉关前热在胸，当关翻胃几千重（热来冲）。更向尺中还若是，小便赤涩脚酸疼。

2. "八里"部分歌诀

(1) 微者，阴也。指下寻之极微，再再寻之，若有若无（欲绝非绝，又曰按之如欲尽）曰微。主败血不止，面色无光。

指下寻之有若无，漩之败血小肠虚。崩中日久为白带，漏下多时骨亦枯。

微脉关前气上侵，当关郁结气排心。尺下见之脐下积，身寒饮水即呻吟。

(2) 沉者，阴也。指下寻之似有，举之全无，缓度三关，状如烂绵（举之不足，按之有余，重按乃得，有肌肉之下）曰沉。主气胀两胁，手足时冷。

按之似（即）有举还无，气满三焦脏腑虚。冷气不调三部壅，通肠健胃始能除。

寸脉沉兮胸有痰，当关气短（痞）痛难堪。若在尺中腰脚重，小便稠数色如泔。

(3) 缓者，阴也。指下寻之，往来迟缓。小于迟脉（去来亦迟，小于迟。又曰阳脉浮大而濡，阴脉浮大而濡，阴脉与阳脉同等）曰缓。主四肢烦闷，气促不安。

来往寻之状若迟，肾间生气耳鸣时。邪风积气来冲背，脑后三针痛即移。

缓脉关前搐项筋，当关气结腹难伸。尺上若逢症冷结，夜间常梦鬼随人。

(4) 涩者，阴也。指下寻之似有，举之全无，前

131

虚后实，无复次序（细而迟，往来难，且散，或一止复来，又曰短而止）曰涩。主腹痛，女子有孕，胎痛；无孕，败血为痛。

涩脉如刀刮竹行，丈夫有此号伤精。妇人有孕胎中痛，无孕还须败血成。

涩脉关前胃气并，当关血散不能停，尺部如斯逢逆冷，体寒脐下作雷鸣。

(5) 迟者，阴也。指下寻之，重手乃得隐隐（一息三至．去来极迟）曰迟。主肾虚不安。

迟脉人逢状且难（三至为迟一息间），遇其季夏不能痊。神工诊着知时候，道是脾来水必干（或者脾虚或肾寒）。

寸口迟脉心上寒，当关腹痛饮浆难。流入尺中腰脚重，浓衣重覆也嫌单。

(6) 伏者，阴也。指下寻之似有，呼吸定息全无，再再寻之，不离三关（极重按之，着骨乃得，又曰关上沉不出，又曰脉行筋下）曰伏。主毒气闭藏三关，四肢沉重，手足时冷。

阴毒伏气切三焦，不动营家气不调。不问春秋与冬夏，徐徐发汗（调理）始能消。

积气胸中寸脉伏，当关肠癖常瞑目。尺部见之食不消，坐卧不安（癥瘕攻痛）还破腹。

(7) 濡者，阴也。指下寻之似有，按之依前却去（极软而浮细，轻手乃得，不任寻按）曰濡。主少气，五心烦热，脑痛耳鸣，下元冷极。

按之似有举之无（举全无力按如无），髓海丹田定已枯。四体骨蒸劳热甚，脏腑终传命必殂。

濡脉关前人足汗（虚自汗），当关少气精神散。尺部绵绵却恶寒，骨与肉疏都不管。

(8) 弱者，阴也。指下寻之，如烂绵相似，轻手乃得，重手乃无，快快不能前（极软而沉细，按之如绝指下）曰弱。主气居于表，生产后客风面肿。

三关（脉行）快快不能前，只为风邪与气连（软细而沉似烂绵），少年得此须忧重，老弱逢之病却痊。关前弱脉阳道虚，关中有此气多疏（虚热胃虚疏）。若在尺中阴气绝，酸疼引变上皮肤（阳气少，骨烦发热痛难居）。

3.《四言举要》（节选）

浮为心肺，沉为肾肝，脾胃中州，浮沉之间。

心脉之浮，浮大而散，肺脉之浮，浮涩而短。

肝脉之沉，沉而弦长，肾脉之沉，沉实而濡。

脾胃属土，脉宜和缓，命为相火，左寸同断。

春弦夏洪，秋毛冬石，四季和缓，病生于内。

春得秋脉，死在金日，五脏准此，推之不失。

四时百病，胃气为本，脉贵有神，不可不审。

调停自气，呼吸定息，四至五至，平和之则。

三至为迟，迟则为冷，六至为数，数即热证。

转迟转冷，转数转热，迟数既明，浮沉当别。

浮沉迟数，辨内外因，外因于天，内因于人。

天有阴阳，风雨晦暝，人喜怒忧，思悲恐惊。

外因之浮，则为表证，沉里迟阴，数则阳盛。

内因之浮，虚风所为，沉气迟冷，数热何疑。

浮数表热，沉数里热，浮迟表虚，沉迟冷结。

表里阴阳，风气冷热，辨内外因，脉证参别。

脉理浩繁，总括于四，既得提纲，引申触类。

浮脉法天，轻手可得，泛泛在上，如水漂木。

有力洪大，来盛去悠，无力虚大，迟而且柔。

虚甚则散，涣漫不收，有边无中，其名曰芤。

浮小为濡，绵浮水面，濡甚则微，不任寻按。

沉脉法地，近于筋骨，深深在下，沉极为伏。

有力为牢，实大弦长，牢甚则实，幅幅而强。

无力为弱，柔小如绵，弱甚则细，如蛛丝然。

迟脉属阴，一息三至，小驶于迟，缓不及四。

二损一败，病不可治，两息夺精，脉已无气。

浮大虚散，或见芤革，浮小濡微，沉小细弱。

迟细为涩，往来极难，易散一止，止而复还。

结则来缓，止而复来，代则来缓，止不能回。

数脉属阳，六至一息，七疾八极，九至为脱。

浮大者洪，沉大牢实，往来流利，是谓之滑。

有力为紧，弹如转索，数见寸口，有止为促。

数见关中，动脉可候，厥厥动摇，状如小豆。

长则气治，过于本位，长而端直，弦脉应指。

短则气病，不能满部，不见于关，惟尺寸候。

一脉一形，各有主病，数脉相兼，则见诸证。

浮脉主表，里必不足，有力风热，无力血弱。

浮迟风虚，浮数风热，浮紧风寒，浮缓风湿。

浮虚伤暑，浮芤失血，浮洪虚火，浮微劳极。

浮濡阴虚，浮散虚剧，浮弦痰饮，浮滑痰热。

沉脉主表，主寒主积，有力痰食，无力气郁。

沉迟虚寒，沉数热伏，沉紧冷痛，沉缓水畜。

沉牢痼冷，沉实热极，沉弱阴虚，沉细痹湿。

沉弦饮痛，沉滑宿食，沉伏吐利，阴毒聚积。

迟脉主脏，阳气伏潜，有力为痛，无力虚寒。

数脉主腑，主吐主狂，有力为热，无力为疮。

滑脉主痰，或伤于食，下为畜血，上为吐逆。

涩脉少血，或中寒湿，反胃结肠，自汗厥逆。

弦脉主饮，病属胆肝，弦数多热，弦迟多寒。

浮弦支饮，沉弦悬痛，阳弦头痛，阴弦腹痛。

紧脉主寒，又主诸病，浮紧表寒，沉紧里痛。

长脉气平，短脉气病，细则气少，大则病进。

浮长风痛，沉短宿食，血虚脉虚，气实脉实。

洪脉为热，其阴则虚，细脉为湿，其血则虚。

缓大者风，缓细者湿，缓涩血少，缓滑内热。

濡小阴虚，弱小阳竭，阳竭恶寒，阴虚发热。

阳微恶寒，阴微发热，男微虚损，女微泻血。

阳动汗出，阴动发热，为痛与惊，崩中失血。

虚寒相搏，其名为革，男子失精，女子失血。

阳盛则促，肺痈阳毒，阴盛则结，疝瘕积郁。

代则气衰，或泄脓血，伤寒心悸，女胎三月。

脉之主病，有宜不宜，阴阳顺逆，凶吉可推。

中风浮缓，急实则忌，浮滑中痰，沉迟中气。

尸厥沉滑，卒不知人，入脏身冷，入腑身温。

风伤于冲，浮缓有汗，寒伤于营，浮紧无汗。

暑伤于气，脉虚身热，湿伤于血，脉缓细涩。

伤寒热病。脉喜浮洪。沉微涩小，证反必凶。

汗后脉静，身凉则安。汗后脉躁。热甚必难。

阳病见阴，病必危殆，阴病见阳，虽困无害。

上不至关，阴气已绝，下不至关，阳气已竭。

代脉止歇，脏绝倾危，散脉无根，形损难医。

饮食内伤，气口急滑，劳倦内伤，脾脉大弱。

欲知是气，下手脉沉，沉极则伏，涩弱久深。

火郁多沉，滑痰紧食，气涩血芤，数火细湿。

滑主多痰，弦主留饮，热则滑数，寒则弦紧。

浮滑兼风，沉滑兼气，食伤短疾，湿留濡细。

疟脉自弦，弦数者热，弦迟者寒，代散者折。

洩泻下痢，沉小滑弱，实大浮洪，发热则恶。

呕吐反胃，浮滑者昌，弦数紧涩，结肠者亡。

霍乱之候，脉代勿讶，厥逆迟微，是则可怕。

咳嗽多浮，聚肺关胃，沉紧小危，伏濡易治。

喘急息肩，浮滑者顺，沉涩肢寒，散脉逆证。

病热有火，洪数可医，沉微无火，无根者危。

骨蒸发热，脉数而虚，热而涩小，必殒其躯。

劳极诸虚，浮软微弱，土败双弦，火炎急数。

诸病失血，脉必见芤，缓小可喜，数大可忧。

瘀血内畜，却宜牢大，沉小涩微，反成其害。

遗精白浊，微涩而弱，火盛阴虚，芤濡洪数。

三消之脉，浮大者生，细小微涩，形脱可惊。

小便淋闭，鼻头色黄，涩小无血，数大何妨。

大便燥结，须分气血，阳数而实，阴迟而涩。

癫乃重阴，狂乃重阳，浮洪吉兆，沉急凶殃。

痫脉宜虚，实急者恶，浮阳沉阴，滑痰数热。

喉痹之脉，数热迟寒，缠喉走马，微伏则难。

诸风眩运，有火有痰，左涩死血，右大虚看。

头痛多弦，浮风紧寒，热洪湿细，缓滑厥痰。

气虚弦软，血虚微涩，肾厥弦坚，真痛短涩。

心腹之痛，其类有九，细迟从吉，浮大延久。

疝气弦急，积聚在里，牢急者生，弱急者死。

腰痛之脉，多沉而弦，兼浮者风，兼紧者寒。

弦滑痰饮，濡细肾著，大乃肾虚，沉实闪肭。

脚气有四，迟寒数热，浮滑者风，濡细者湿。

瘘病肺虚，脉多微缓，或涩或紧，或细或濡。

风寒湿气，合而为痹，浮涩而紧，三脉乃备。

五疸实热，脉必洪数，涩微属虚，切忌发渴。

脉得诸沉，责其有水，浮气与风，沉石或里。

沉数为阳。沉迟为阴，浮大出厄。虚小可惊。

胀满脉弦，土制于木，湿热数洪，阴寒迟弱。

浮为虚满，紧则中实，浮大可治，虚小危极。

五脏为积，六腑为聚，实强者生，沉细者死。

中恶腹胀，紧细者生，脉若浮大，邪气已深。

痈疽浮散，恶寒发热，若有痛处，痈疽所发，

脉数发热，而痛者阳，不数不热，不疼阴疮。

未溃痈疽，不怕洪大，已溃痈疽，洪大可怕。

肺痈已成，寸数而实，肺痿之形，数而无力。

肺痈色白，脉宜短涩，不宜浮大，唾糊呕血。

阳痈实热，滑数可知，数而不热，关脉芤虚。

微涩而紧，未脓当下，紧数脓成，切不可下。

（二）体

　　二曰体，即脉的体状、形态，也就是我们通常所说的脉象。《脉经》集晋以前脉学之大成，共记脉象

二十四种，至明代李时珍的《濒湖脉学》总结了明以前的脉理，将其扩展发挥为二十七种，并将这二十七脉的体状、相类以歌诀的形式加以描述，使之能够准确辨析，其主病又能较多应验于临床，为后世医家所推崇。本人初习医时亦被当作入门篇目要求理解背诵，临证需明辨诸脉才能熟练根据歌诀掌握各脉主病。而《濒湖脉学》作为明辨各脉象的重点脉学专著，我们应对通篇加以记忆运用，方能达到切脉知病的准确性。

（三）候

三曰候，即辨证候。在掌握了前面所述各要素之后，便可顺理成章进入第三步，即掌握各部主病，判断疾病证候。主要还是依据《濒湖脉学》体状、相类及主病判断各部主病，还可参照前面所附七表八里部分歌诀，根据个人临床心得运用，我会在下篇脉诊心得部分向大家举例介绍。

（四）变

四曰变，即变化、转变，其包含两部分内容。首先，上面皆谈病脉，而常人脉象四时六气平脉与五脏平脉皆有不同。如《黄帝内经》云："厥阴之至，其脉弦，少阴之至，其脉钩，太阴之至，其脉沉，少阳之至，其脉大而浮，阳明之至，短而涩，太阳之至，大而长。"又曰："心脉浮大而散，肺脉浮涩而短，肝脉沉弦而长，肾脉沉滑而软，脾脉缓大而和。"男女之脉亦有不同，男子阳为主，寸常旺于尺，女子阴为主，尺常旺于寸，是为平脉，反之则为病脉（如男寸脉弱多为肺气虚或中气不足之象，女尺脉弱多为肝郁或肝肾不足早衰之象）；瘦人脉多洪，肥人脉多沉，少壮脉多洪，老人脉多虚；尚有反关脉，脉在关后。根据四时六气五脏平脉原理可推断病性虚实、病势顺逆以及病因病机。一般而言，母病见子脉，可推断其病机为子之乘母，病性为实邪，病势为顺，虽病当愈；若子病见母脉，为母之克子，病性为虚，病势为顺，虽病当愈；若见所胜之脉，病邪为微，虽病不死；若见不胜之脉，谓之贼，病势为逆，大逆不治；若真脏脉现，为脏气将绝，亦为危重、难治之象。临证还需参照舌诊、症状加以鉴别判断。

附：五行生克制化宜忌歌诀

金：金旺得火，方成器皿

金能生水，水多金沉；强金得水，方挫其锋。

金能克木，木多金缺；木弱逢金，必为砍折。

金赖土生，土多金埋；土能生金，金多土变。

木：木旺得金，方成栋梁

木能生火，火多木焚；强木得火，方化其顽。

木能克土，土多木折；土弱逢木，必为倾陷。

木赖水生，水多木漂；水能生木，木多水缩。

水：水旺得土，方成池沼

水能生木，木多水缩；强水得木，方泄其势。

水能克火，火多水干；火弱遇水，必不熄灭。

水赖金生，金多水浊；金能生水，水多金沉。

火：火旺得水，方成相济

火能生土，土多火晦；强火得土，方止其焰。

火能克金，金多火熄；金弱遇火，必见销熔。

火赖木生，木多火炽；木能生火，火多木焚。

土：土旺得水，方能疏通

土能生金，金多土变；强土得金，方制其壅。

土能克水，水多土流；水弱逢土，必为淤塞。

土赖火生，火多土焦；火能生土，土多火晦。

（五）参

五曰参，即参详。掌握了上述各脉理要素及歌诀条文后，在运用时亦因人而异，而非一成不变，遇主诉症状与脉象不符时，还应参详闻声（患者气息）、辨色（患者面色）、观形（体形、手形）、望舌（舌形、舌色、舌质、舌苔）细细推敲，得其真象。

若为初习，难免会觉上述内容繁杂，很难面面俱到，为能临证精辨，故将上法总结为五步二十八字：先明八纲，后循三部九候，明辨二十七脉，弄清各部主病，再推病情转变。此为本人临证平脉所尊基本法则。正如徐灵胎所说："欲治病者，必先识病之名；能识病名，而后求其病之所由生；知其所由生，又当辨其生之因各不同而症状所由异；然后考其治之之法……千变万化之中，实有一定不移之法，即或有加减出入而纪律井然。"平脉必须辨证求因，才能诊断准确，确定治病理法。欲求脉理精微，须先尊内难（《黄帝内经》和《难经》中脉理部分），再明伤寒（《伤寒杂病论》辨脉和平脉法），熟记《濒湖脉学》，参照各家经验（如《诊家正眼》《脉诀刊误》《脉诀汇辨》等）灵活运用，再结合临证治验加以总结，必会熟能生巧，有所提高。

四、心中了了，指间可明

脉理精微，临证往往心中易了，指下难明，临证切脉尚需活法推求，下面就上述脉诀脉理结合平日临证所得试析其要，希望能给读者些许启发，使之能举一反三。

正如晋代王叔和《脉经》序中所述"脉理精微，其体难辨。弦紧浮芤，展转相类。在心易了，指下难明。谓沉为伏，则方治永乖；以缓为迟，则危殆立至。况有数候俱见，异病同脉者乎！"由此可见，脉之精妙，体察尤难，如若指间有误，必会贻误失治。故在此将二十七脉（按《濒湖脉学》所分）做相类阐述，望各位在临证中能明辨之。

（一）二十七脉体状及主病

浮脉　如木浮水中，轻手着于皮肤之上即见。浮脉主表，属腑属阳。有力表实，无力表虚，浮迟中风，浮数风热，浮紧风寒，浮缓风湿，浮虚伤暑，浮芤失血，浮洪虚热，浮散劳极。

诗曰：

浮脉为阳表病居，迟风数热紧寒拘，

浮而有力多风热，无力而浮是血虚。

寸浮头痛眩生风，或有风痰聚在胸，

关上土衰兼木旺，尺中溲便不流通。

沉脉　如石投水，重按至筋骨始得。沉脉主里，主脏属阴。有力表实，无力表虚，沉则为气，又主水畜，沉迟痼冷，沉数内热，沉滑痰食，沉涩气郁，沉弱寒热，沉缓寒湿，沉紧冷痛，沉牢冷积。

诗曰：

沉潜水畜阴经病，数热迟寒滑有痰，

无力而沉虚与气，沉而有力积并寒。

寸沉痰郁水停胸，关主中寒痛不通，

尺部浊遗并泄痢，肾虚腰及下元疴。

迟脉　一息三至，脉来不及，重手乃得，有沉无浮。迟脉主寒，亦主脏病。有力冷痛，无力虚寒，浮迟表寒，沉迟里寒。

诗曰：

迟司脏病或多痰，沉痼癥瘕仔细看，

有力而迟为冷痛，迟而无力定虚寒。

寸迟必是上焦寒，关主中寒痛不堪，

尺是肾虚腰脚重，溲便不禁疝牵丸。

数脉　一息五六至，脉流薄疾。数脉主热，腑病亦同。有力实火，无力虚火，浮数表热，沉数里热，气口数实肺痈，数虚肺痿。

诗曰：

数脉为阳热可知，只将君相火来医，

实宜凉泻虚温补，肺病秋深却畏之。

寸数咽喉口舌疮，吐红咳嗽肺生疡，

当关胃火并肝火，尺属滋阴降火汤。

滑脉　往来流利如水，如盘走珠，应指圆滑。主痰主食。若指下清，则主气和（女子有孕）。滑主痰饮，浮滑风痰。沉滑食痰。滑数痰火。滑短宿食。

诗曰：

滑脉为阳元气衰，痰生百病食生灾，

上为吐逆下畜血，女脉调时定有胎。

寸滑膈痰生呕吐，吞酸舌强或咳嗽，

当关宿食肝脾热，渴痢癫淋看尺部。

涩脉　脉来蹇滞，或一止复来，如轻刀刮竹，如病蚕食叶如雨沾沙参伍不调。主血少精伤，血痹无经。

诗曰：

涩缘血少或伤精，反胃亡阳汗雨淋，

寒湿入营为血痹，女人非孕即无经。

寸涩心虚痛对胸，胃虚肋胀察关中，

尺为精血俱伤候，肠结溲淋或下红。

虚脉　迟大而软，按之无力，隐指豁豁然空。病在内。主气虚伤暑，少力多惊，阴虚发热，血虚伤精，腹胀食难。

诗曰：

脉虚身热为伤暑，自汗怔忡惊悸多，

发热阴虚须早治，养营益气莫蹉跎。

血不荣心寸口虚，关中腹胀食难舒，

骨蒸痿痹伤精血，却在神门两部居。

实脉 浮沉皆得，举之有余，脉大而长，微弦，应指幅幅然。血实脉实，水谷为病，气来实强，是谓太过。主伏阳在内，食少胃壅，肢体劳倦。

诗曰：

> 实脉为阳火郁成，发狂谵语吐频频，
>
> 或为阳毒或伤食，大便不通或气疼。
>
> 寸实应知面热风，咽疼舌强气填胸，
>
> 当关脾热中宫满，尺实腰肠痛不通。

长脉 三部如持杆，举之有余曰长，过于本位亦曰长；如揭长竿末梢，为平脉，如引绳，如循长竿，为病脉。若不大不小，不浮不沉，不迟不数，则气自治而无病；病脉主有余之病。

诗曰：

> 长脉迢迢大小匀，反常为病似牵绳，
>
> 若非阳毒癫痫病，即是阳明热势深。

短脉 如龟缩头曳尾之状，不及本位，应指而回，不能满部。短则气病，主不及之病，体虚恶寒，腹中冷气，宿食不消。

诗曰：

> 短脉惟于尺寸寻，短而滑数酒伤神，

浮为血涩沉为痞，寸主头疼尺腹疼。

洪脉　指下极大，举之有余，来盛去衰，来大去长。主火主热，主阳盛阴虚之病，泄痢失血久咳者忌之。

诗曰：

> 脉洪阳盛血应虚，相火炎炎热病居，
>
> 胀满胃翻须早治，阴虚泄痢可踌躇。
>
> 寸洪心火上焦炎，肺脉洪时金不堪，
>
> 肝火胃虚关内察，肾虚阴火尺中看。

微脉　细而不显，极细而软，按之欲绝，若有若无。微脉气殃，主阴阳气绝，久虚血弱之病。

诗曰：

> 气血微兮脉亦微，恶寒发热汗淋漓，
>
> 男为劳极诸虚候，女作崩中带下医。
>
> 寸微气促或心惊，关脉微时胀满形，
>
> 尺部见之精血弱，恶寒消瘅痛呻吟。

紧脉　状如洪弦，来往有力，左右弹人手，紧如转索，数如切绳。主寒主痛，肺伤于寒，胃中虚冷，腹中冷痛。

诗曰：

> 紧为诸痛主于寒，喘咳风痫吐冷痰，
>
> 浮紧表寒须发越，紧沉温散自然安。
>
> 寸紧人迎气口分，当关心腹痛沉沉，
>
> 尺中有紧为阴冷，定是奔豚与疝疼。

缓脉 一息四至，往来迟缓，去来小快于迟，应指和缓。主四肢烦闷，脾热口臭。浮缓为风，沉缓为湿，缓大风虚，缓细湿痹，缓涩脾薄，缓弱气虚。

诗曰：

> 缓脉营衰卫有余，或风或湿或脾虚，
>
> 上为项强下痿痹，分别浮沉大小区。
>
> 寸缓风邪项背拘，关为风眩胃家虚，
>
> 神门濡泄或风秘，或是蹒跚足力迂。

芤脉 浮大而软，按之中空，浮如葱管。主淋沥，主失血。

诗曰：

> 寸芤积血在于胸，关里逢芤肠胃痈，
>
> 尺部见之多下血，赤淋红痢漏崩中。

弦脉 端直以长，如弦隐指，寻之不足，举之有余。主劳风乏力，饮痰寒热。弦为木盛之病。浮弦支饮外溢，沉弦悬饮内痛。疟脉自弦，弦数多热，弦迟多寒，弦大主虚，弦细拘急。阳弦头痛，阴弦腹痛。单弦饮癖，双弦寒痼。若不食者，木来克土。

诗曰：

> 弦应东方肝胆经，饮痰寒热虐缠身，
>
> 浮沉迟数须分别，大小单双有重轻。
>
> 寸弦头痛膈多痰，寒热癥瘕察左关，
>
> 关右胃寒心腹痛，尺中阴疝脚拘挛。

革脉　外强中空，较芤更甚（弦而芤），如按鼓皮。主阴阳不交，男子亡血失精，妇人半产漏下。

诗曰：

> 革脉形如按鼓皮，芤弦相合脉寒虚，
>
> 女人半产并崩漏，男子营虚或梦遗。

牢脉　实大弦长。革浮牢沉，革虚牢实。主肝主血。主寒实之病，骨间疼痛，气居于表。

诗曰：

> 寒则牢坚里有余，腹心寒痛木乘脾，
>
> 疝癫癥瘕何愁也，失血阴虚却忌之。

濡脉　极软而浮细，如帛在水中，轻手相得，按之无有。濡与迟弱相近，一息三至，随浮沉而见曰迟；极软而浮细，轻手乃得，不能沉，曰濡；轻软而沉细，按之乃得，重按欲绝，指下不能起伏，不能浮，曰弱。濡弱迟微之脉，皆气血之不足者也。大病后或产妇，喜见此等脉。主血虚少气，又为伤湿。

诗曰：

　　濡为亡血阴虚病，髓海丹田暗已亏，
　　汗雨夜来蒸入骨，血山崩倒湿侵脾。
　　寸濡阳微自汗多，关中其奈气虚何，
　　尺伤精血虚寒甚，温补真阴可起疴。

弱脉　极软而沉细，如烂绵相似，按之乃得，举之无有。弱乃濡之沉者。主气虚之病，寸弱阳虚，尺弱阴虚，关弱胃虚。

诗曰：

　　弱脉阴虚阳气衰，恶寒发热骨筋痿，
　　多惊多汗精神减，益气调营急早医。
　　寸弱阳虚病可知，关为胃弱与脾衰，
　　欲求阳陷阴虚病，须把神门两部推。

散脉　大而散，有表无里，浮而虚甚，如杨花散漫之象，一二至中又至一至。主气血俱虚。

诗曰：

　　左寸怔忡右寸汗，溢饮左关应软散，

右关软散胕胕肿，散居两尺魂应断。

细脉 小大于微而常有，细直而软，若丝线之应指。主血少气衰，忧劳过度，乏力少气，足胫髓冷。

诗曰：

细脉萦萦血气衰，诸虚劳损七情乖，

若非湿气侵腰肾，即是伤精汗泄来。

寸细应知呕吐频，入关腹胀胃虚形，

尺逢定是丹田冷，泄利遗精号脱阴。

伏脉 重按着骨，指下裁动，脉行筋下。主邪深闭藏，四肢沉重，手足时冷。若火邪内郁。不得发越，阳极似阴，故脉伏，必有大汗而解。又夹阴伤寒，先有伏阴在内，外复感寒，阴盛阳衰，四肢厥逆，六脉沉伏，须投姜附及灸关元，脉乃复出。

诗曰：

伏为霍乱吐频频，腹痛多缘宿食停，

蓄饮老痰成积聚，散寒温里莫因循。

食郁胸中双寸伏，欲吐不吐常兀兀，

当关腹痛困沉沉，关后疝疼还破腹。

动脉 乃数脉见于关上，上下无头尾，如豆大，厥厥动摇。为痛为惊，阴阳相搏。主体弱虚劳，崩中血痢。

诗曰：

> 动脉专司痛与惊，汗因阳动热因阴，
>
> 或为泄利拘挛病，男子亡精女子崩。

促脉 尺微关细，寸口独实而滑数，来去数，时一止复来，如蹶之趣，徐疾不常。主阳盛之病，阳邪内陷。

诗曰：

> 促脉唯将火病医，其因有五细推之，
>
> 时时喘咳皆痰积，或发狂斑与毒疽。

结脉 往来缓，时一止复来，止无定数。主阴盛之病，主气闷、积聚，连痛时来。

诗曰：

> 结脉皆因气血凝，老痰结滞苦沉吟，
>
> 内生积聚外痈肿，疝瘕为殃病属阴。
>
> 积气生于脾脏旁，大肠疼痛卒难当，
>
> 渐宜稍泻三焦火，莫谩多方立纪纲。

代脉 动而中止，不能自还，因而复动，止有定数。主形容羸瘦，气不能续。

诗曰：

　　代脉元因脏气衰，腹痛泄利下元亏，

　　或为吐泻中宫病，女子怀胎三月分。

以上为临证常见脉象主病，是切脉辨病的基础和主要依据。

（二）病证脉象

以下是六淫致病及常见病理因素致病所见脉象，对临证辨证求因又有一定帮助。

风证　首先风为百病之长，风性开泄，易袭阳位，因此风证多见脉虚浮。风寒脉浮紧，风热脉浮数，风痰脉浮滑，风湿脉濡；弦滑而中空为中风之象，浮滑而散为偏瘫。如《金匮要略》云："脉微而数，中风使然。"

寒证　寒为阴邪，易伤阳气，寒性收引、凝滞，故寒邪多见迟脉。脉沉而迟为脏寒，脉微而涩为血虚，寸脉微迟为阳气（宗气）不足，关脉微迟多脾胃虚寒，尺脉沉迟乃肾气虚寒。

暑证　首先暑为阳邪，其性炎热，《黄帝内经》曰："夏至后病热为暑，暑当与汗皆出……脉虚身热，得之伤暑。"故中暑者脉虚，与热证及伤寒脉盛有别；又暑性升散，易耗气伤津扰神，故伤暑者脉浮自汗，或浮大而散，或洪而无力，或虚而迟缓；且暑多夹湿，又可见濡脉略浮。

湿证 湿邪为阴邪，易阻滞气机，损伤阳气，湿性重着、黏滞。《脉经》曰："沉而缓、沉而细、微缓者，皆中湿。"脉浮缓，为风湿在表，沉缓为风湿在里；寸脉滑为痰湿，沉细略迟为寒湿；滑疾为湿热，洪而无力为痰湿阻滞；沉而略涩为湿痹，沉而无力略涩为湿痹时而自痛。

燥证 燥易伤肺，其性干涩，易伤津液。固燥邪伤人，脉有津亏之象，若为风燥，脉浮而细，若为内燥，脉沉而细数。脉紧而涩亦为燥，芤而虚为血少而燥。

火证 火为阳邪，其性炎上，燔灼向上，易耗气伤津，易扰心神，易致疮痈。脉沉而实大为实火，浮大而虚为虚火；洪数见于左寸为心火，见于右寸为肺火，见于左关为肝火，见于右关为脾火，见于两尺为肾经相火，男子两尺洪大，为阴火盛；脉数无力，为阴虚火动之证，难治。治肺热痰火，脉洪或数者可治，脉沉细而数者，难治。平人脉数或有疮疡。

热证　《脉经》曰："阴数多热，数为热极，数脉为虚为热，数洪，热烦。脉来如悬钩浮为热，滑数，心下结，热盛。紧而数，寒热俱作。沉细滑疾者热。"脉数盛滑紧者，病在外热，脉沉而紧，上焦有热而下寒；寸口脉浮大，主头痛，身热，烦满，腹中热；寸口脉实，热在脾肺；关脉滑数，胃中有客热，缓而滑，为热中。热病已得汗，而脉尚躁盛，此阴脉之极也，死；热病不得汗，而脉躁盛得，此阳脉之极也，死；脉浮而涩，涩而身有热者，死。

气病　正如《脉理玄要》曰："下手脉沉，便知是气沉，极则浮涩弱，难治。其或沉滑，气兼痰饮。"《脉经》曰："脉滑者，多血少气；涩者，少血多气。大者，气血俱多，脉来大而坚者，气血俱实。小者，气血俱少，脉来细而缓者，血气俱虚。浮而绝者，气辟。大而滑者，中有短气。"《黄帝内经》曰："长则气治，短则气病，数则烦心，大则病进，上盛则气高，下盛则气胀，代则气衰，细则气少，涩则心痛。"尺脉涩而坚，为血实气虚；尺脉细而微，血气俱不足；形盛脉细，少气不足以息者，危；行瘦脉大，胸中多气者，死。

血证 《脉经》曰："脉得诸涩、濡、弱为亡血"不尽然。脉芤为失血，涩为少血，尺脉涩而疾为血虚。脉弦而紧，胁痛，主肝有瘀血。吐血、衄血，太阳脉大而浮；太阴脉芤主下血，芤在左尺为小便血。脉极虚芤且迟为下利清谷，亡血失精。吐血后血气俱虚，寸口脉微而弱，关上脉微而芤亦主吐血，关下芤主下血；吐血脉滑濡者生，实大者死。

痰饮 左右关脉大而实者，膈上有痰，关上脉浮而大者，亦有痰。仲景云："脉双弦者，寒饮也。或大下后善虚，脉偏弦者，饮也。肺饮不弦，但苦喘短气。脉浮而细滑者，伤饮。脉沉而弦者，悬饮内痛，其人短气，四肢历节痛。肝脉涩甚为溢饮，沉者为留饮。脉弦数，有寒饮，冬夏难治。"故饮脉皆弦，微沉滑，久得涩脉，脉道阻滞，卒难得开，必费调理。

郁证 郁脉多沉伏，或结或促，或濡或代。丹溪曰："气血冲和，百病不生，一有郁怫，诸病生焉。"郁证大率有六：气郁，胸胁疼痛，脉沉而涩；湿郁，周身走痛或关节疼痛，遇阴而发，脉沉而细；热郁，瞀闷烦心尿赤，脉沉而数；痰郁，动则喘息，脉沉滑；血郁，四肢无力，能食便血，脉沉而芤；食郁，嗳酸腹饱，不喜饮食，左手脉平，右手脉紧。临证多见气郁之证，予柴胡疏肝散加味；湿郁之疾，可予四苓散加味；如为热郁而成痰，可予温胆汤加味；血郁而成癥，血府逐瘀汤主之，食郁而成痞满，可予二陈汤或越鞠丸加味以消导之。

虚劳　虚劳病，脉多浮大而迟，或涩或结，或濡或芤。寸口脉浮而迟，浮则为虚，迟则为劳，虚则卫气不足，劳则荣气竭；脉缓而大，脉濡弱皆为劳，虚劳血气虚少，血不能续，故脉结；男子精冷无子，小便不利，脉微弱而涩，男子失精，女子梦鬼，脉芤而微紧；脉沉小，或迟或弦，为脱气，心悸气短，脉虚浮则喘；脉弦大，按之中空外急，曰革，为男子亡血失精，女子半产漏下。脉沉数而急，为虚烦，左手脉涩为血少心烦；左手脉细，右手浮大，为正气虚（常见于术后少血或中风恢复期），若右手沉滑，为邪气盛或有瘀血。虚劳病久，脉细而数，难治。

五、临证常见病证脉象举隅

病案1 朱某，女，痹证（颈肩综合征），因虚而风寒之邪，致寒湿阻滞筋脉日久，两寸脉略弦滑，关上涩而紧，予黄芪桂枝五物汤合活络效灵丹加减，3周收功，后做成丸剂巩固半个月余。

病案2 何某，女，膝关节痹痛微肿（一侧已手术），素体阳虚，复感风寒湿痹，两侧寸关脉稍沉，左尺脉弦细，右濡弱，先予麻黄附子细辛汤1周，后予蠲痹汤加减两周收功，后予丸剂巩固1个月余。

病案3 苗某，男，风湿热痹（肩痛不能抬），痰湿体盛，肩痹顽麻，患侧脉弦滑，健侧脉濡数，两尺脉稍沉，患者不耐汤药，故先予活络效灵丹不效，后予汤剂羌活胜湿汤加味1周见效，续服1周后予黄芪桂枝五物汤收功。

病案4 乔某，女，不寐并右侧胁痛，肝郁血虚证，因思虑过度兼有心脾两虚，左侧脉沉略涩，右侧弦细而滑，先予酸枣仁汤加味效不显著，改用桃红四物汤合柴胡疏肝散加减1周胁痛稍减，续服1周后予大补肝汤加味，2周收功。

病案 5 李某，女，肝郁脾虚证（慢性萎缩性胃炎），面色萎黄，嗳气食少，腹胀便秘，脉左弦涩，右沉濡弱，先予柴胡疏肝散合左金丸加味，后予六君子汤加味月余后诸症好转，面露喜色，续予补中益气汤加减收功。

病案 6 施某，男，胸痹时有心痛，痞满不欲饮食，面色灰暗，唇色紫暗，左侧三部脉弦细小，右寸略涩，关脉濡弱，尺脉细数，予瓜蒌薤白白酒汤合枳实消痞丸加减，服药 1 个月余，诸症好转，仍唇色稍暗，偶有心悸，予丹参饮加减研粉每日冲服配合参松养心胶囊口服 1 个月余心悸好转。

病案 7 王某，男，右胁胀时有后背痛（慢性胆囊炎），恶风寒，脉左沉缓，关上略弦滑，右沉濡，予茵陈四苓散合柴胡疏肝散加减服药 2 周诸症好转，后续服 2 周巩固。

病案 8 张某，女，胁胀背痛，嗳气泛酸，食不得卧（曾患胆囊结石，胆囊切除术后），脉左弦涩，关上略见动脉，右沉而略数，为肝胆气郁化火，予柴胡疏肝散合左金丸加味，1 周后诸症大减，续服 1 周后又予越鞠丸续服 1 周诸症悉除。

病案9 吕某，男，体困易乏，口黏腻，晨起干苦，时有腰酸背胀，中年体壮，面色略带青灰（转氨酶异常，胆红素升高），脉左沉濡，关脉弦细，右沉迟略显虚像，予茵陈四苓散合三仁汤化裁，2周诸症减轻，面色好转，再予补中益气汤合参麦饮易人参为北沙参化裁，服药2周后复测肝功能正常。

病案10 尚某，男，饮食不节，损伤脾胃，时有腹胀，嗳腐吞酸，稍食生冷即肠鸣腹泻，中年体实性急躁（曾有肝前区皮下脂肪瘤，已手术切除），脉左弦略细，右濡，先予葛根芩连汤合左金丸加味，调理2周腹胀便溏及反酸好转，后予香砂六君子合四神丸化裁2周诸症悉除。后稍有不适，予参苓白术散即可获效。

病案11 段某，男，肝阳上扰，时有头晕脑涨，心悸少寐（高血压病），脉左弦数，右弦滑，尺脉虚数，予天麻钩藤饮合半夏秫米汤加夏枯草化裁，服药3周症状好转，血压稳定。

病案12 杨某，男，心火炽盛，抑郁寡言，喜怒无常，不寐，饮食如常，大便燥结（抑郁狂躁），人中年体壮，然诉胸闷气短，时感乏力，观其舌苔，舌体胖大多有裂纹，舌质红绛，苔厚且黄燥如旱地，世医多予大剂量重镇安神药如龙齿、赭石、酸枣仁之类，收效不显，寻至我处。切脉左沉细数，右沉实，两尺脉弱，辨气郁痰火扰神，先予枳实消痞丸易人参为生军 5 剂，患者胸闷乏力好转，黄燥苔部分已消退，脉较前稍有力，两侧脉转弦滑，继予礞石滚痰丸合小承气汤化裁，服药 1 周，诸症大减，舌苔悉退，可见舌质红绛，尚有裂纹，脉稍有力，仍偏细数，再予朱砂安神丸化裁又进 5 剂，家属前来道谢，言患者已能出门散步，正常与家人交流，后又予参麦加减化裁，服药 1 周停药，未见反复。

病案 13　鲍某，女，年已七旬，劳心耗气日久，喘咳已逾两年，近期加重，呛咳有痰，动则喘甚，汗多畏风纳少，夜间咳剧，重则不能平卧，口渴引饮，夜尿频多，舌红绛，舌体偏大，苔滑略带薄黄，两寸脉浮数略紧，关脉左弦右沉滑，两尺濡数，辨病因为气阴两虚，水液不运，中有伏饮，遇感而发。先予定喘汤加橘红旋覆花化裁服药 1 周，咳嗽咳痰稍减，仍感口干明显，夜间明显，气不得续，夜尿多，脉转浮缓，关上略滑，两尺濡弱，改用百合固金汤合二陈汤并加覆盆子、山茱萸化裁，服药 1 周后，喘咳及口干好转，偶有干咳，少痰，仍感呼多纳少，故守前方百合固金汤合定肺汤加减，继服 1 周，诸症好转，寸脉略沉弦，尺脉细。患者要求改服丸剂，予沙参麦冬汤合参麦饮易人参为西洋参，并加入核桃肉、龙眼肉等温肾纳气之品制蜜丸口服 1 个月余。后患者及家属前来告知症状明显好转，继做丸剂巩固 1 个月，嘱患者回家后可予红枣、桂圆、百合、莲子、杏仁、芡实、山药之类食疗。

病案 14　张某，女，崩漏不止，持续半个月余，心悸头眩，气短乏力，面白少华，舌淡胖，脉左沉细数，右脉细涩，予补中益气汤重用黄芪合四乌贼骨一芦茹丸及四物汤化裁，1 周血止精神好转，后予补中益气合四物汤巩固 1 周收功。

病案 15　魏某，女，年已七旬，宫颈癌放疗后下血不止，屡次至医院输血（止血不效），出院后身面浮肿，人感乏力，舌短少苔，脉左弦细，右脉虚浮若芤，先予当归补血汤合补中益气汤重用黄芪并嘱患者至老家寻得灶心黄土煎汤代水，服药 1 周后肿消，仍间断出血（1 周 2 次间断少量出血），后仍用当归补血汤合十灰散去山栀、大黄、牡丹皮、荷叶，加入白及、血余炭续服 1 周，出血量减少，约 1 周 1 次。患者诉偶有情志不畅时出血，遂加入失笑散化裁，患者坚持服药月余后，出血时间延长至月余 1 次，1 次出血量 1～2 滴，切脉沉细，遂改用参芪补血汤易党参为人参，去川贝母、远志仍加白及、棕榈炭，并加仙鹤草，患者继续坚持服药近 1 个月，精神好转，起居如常。患者后电话告知继用人参白及干蟾皮研粉灌胶囊以维持，复测血常规、肿瘤标志物等指标未见异常。

病案 16　侯某，女，年逾八旬，近日突现尿频，灼热，时有刺痛，点滴难出，入夜更甚。患者曾因久咳不愈经我治愈，此次淋证经诊所输液不效又来我处求治，因我给患者治咳之时知患者为肺肾气阴两虚之体。此次观舌仍见舌暗红少苔，舌根苔薄黄，切脉沉细数，左尺略弦涩，右尺濡弱，予八正合导赤散化裁去栀子、大黄加地龙、泽泻、山茱萸、菟丝子，增强补肾利水之功，服药 4 剂，中证则止。

病案 17　陆某，男，因饮食不节，过食肥甘厚味，致阴囊潮湿，肛门瘙痒，夜间难以入睡，并感腰部酸楚，近日左小腿部焮红胀痛，查尿酸偏高，并伴有肾结晶，舌红苔黄腻，脉弦滑，尺脉濡，予加味萆薢分清饮合四妙散化裁服药 1 周后小腿焮红肿胀渐退，舌苔略好转，继用加味四妙散加白茅根，入威灵仙、王不留行、菟丝子、稽豆衣，服药1周，患者感腰酸腿胀又有好转，故守原方又服1周，复查尿酸已降至基本正常，肾结晶已消失。后又予茵陈四苓散合龙胆泻肝汤化裁以期巩固，患者会阴潮湿症状好转，睡眠改善。

病案18 匡某，男，喜食肥甘，口味偏重，突见左下腹痛，至我处门诊，诉近两日大便未行，近日偶有排尿时中断，小便点滴而出，尿道窘迫疼痛，观其舌暗红，苔白稍腻，脉沉弦为主，左尺脉稍紧，右尺脉细，压其左下腹拒按，并伴有左肾区叩击痛，予四金二石汤合小承气汤化裁3剂，患者服药后二便已通，予四金二石汤加白茅根、威灵仙、王不留行、八月札继服1周，未见复发。嘱患者多饮水配合跳绳治疗，后患者电话告知一次排尿时尿道疼痛并排出结石。

病案19 崔某，男，多食肥甘厚味，并有染发史，发湿疹6个月余，先自头面，后及胸背及四肢，遇风感热瘙痒难忍，局部抓痕皮损溃破，偶见皮下紫癜，用医院配制湿疹皮炎外用膏剂时轻时重未见明显好转，寻至我处。观其舌红苔白稍腻，舌根苔黄，脉左部弦滑，右部浮滑，问之大便偏干，先予龙胆泻肝汤合四苓散泄其湿热，服药 1 周后，患者诉瘙痒间隔时间延长，皮损破溃处减少，舌红，黄苔已退，脉濡稍滑，改用消风散加地肤子乌梢蛇化裁，继服 1 周，患者头面部湿疹明显减少，四肢湿疹部分已消退，破损处已结痂，局部仍可见紫斑隐隐，故守原方加牡丹皮、栀子，凉血消斑。患者再诊时头面部湿疹已不显，四肢及胸背部局部湿疹已消退，仅见红斑，脉稍沉，继予消风散合玉屏风散化裁用药 1 周，患者感病情明显好转要求制水丸巩固之。

病案 20 马某，男，年近八旬，步履蹒跚，诉近日时感面部及足心发热，夜间子时尤甚，并时有前胸后背发热，不欲衣被，观其舌红苔黄稍腻，右侧可见一处剥脱，脉弦滑，尺脉稍涩，予枳实导滞丸加丹参化裁服药 1 周，来诉发热症状缓解，腻苔已消，余思之问其是否有脑梗死病史，患者回忆其头面发热症状为脑梗死治疗出院后所得，故又予血府逐瘀汤加减化裁服药 1 周，患者自觉症状不显后停药。

病案 21 刘某，女，自诉因疫情期间压力较大，脱发严重，已成两处斑秃，且时有头痛，以脱发处为显，食纳尚可，夜寐欠佳，多梦易醒，舌暗红少苔，边有齿痕，左脉沉细略涩，右脉濡弱。先予桃红四物汤合二至丸加减服药1周，诉头痛减轻，睡眠略见好转，然脱发未见好转，左脉沉细，右脉濡弱，予归脾汤加入熟地黄、何首乌、桑椹、补骨脂、黑豆补肾养血之品，并予葛根、川芎、蔓荆子引血上行，嘱患者配合生姜片每日涂擦患处4～5次，1周后诉诸症减轻，患处有新生毛发，继守原方服用2周后好转。后患者用芝麻、黑豆、芡实、山药等研粉食疗。

以上均为通过切脉问诊直接诊断准确的部分验案，尚有肾炎、肝血管瘤、甲状腺功能减退、糖尿病、骨结核、食管癌等病案亦能通过脉诊结合手诊做出准确诊断，因时间久远，部分病例为结合手诊判断，图片资料已缺失，此处不便记述。大家可参见本书手诊部分内容——对照，结合脉诊的相关内容，一定会有所收获。

六、小儿脉诊

小儿正常脉象脉软而速，通常5—10岁小儿，大率六七至为常脉，四五至为迟。小儿诊脉通常以浮、沉、迟、数辨表、里、寒、热，以有力、无力来定虚、实。5 岁以下小儿脉无由验（一说 3 岁以下），通常以诊手（指）纹法（男左女右，以食指关节第一节为风关，第二节为气关，第三节为命关），以食指三关的纹络来判断疾病轻重缓急，风轻，气重，命危。推视指纹时须以拇指侧面（桡侧），从食指的命关推向风关，若纹色青紫透风气命三关，则透关射甲是为危象。淡黄隐隐为常色，表无病；纹浮为风病在表，纹红为寒，纹紫为热，青惊白疳，淡滞为虚，色黑为危。大家可参看《幼幼集成》《四诊抉微》及《医宗金鉴儿科心法》中的相关记载，里面有较为详细的论述，此处不再赘述。5 岁以上，可以一指定三关，常以数热迟寒，浮表沉里为纲。余临证见小儿病脉多以实为主，浮紧多为外感，浮滑多为痰火，洪有心脾积热，沉实多有食积便秘，沉迟多见寒凉泄泻，滑动多见于饮食不洁之腹痛。2 岁内小儿，还常以三指扪其前额、颈后、前胸及四末（还须观其口舌咽喉）。如 1 岁上下小儿疹痘多发，初期头热面赤，胸热气粗，而四末为寒，多以凉开通降之法（还须补充水液能量，物理降温等），因小儿病情发展迅速，临证还当仔细辨别，谨慎决断。

第13章 辨　证

一、八纲辨证

八纲是指阴阳、表里、寒热、虚实八类证候，通过四诊甚至于手证等得来的材料汇总进行综合分析，归纳，从而找出病变的部位、性质及其在病变过程中正邪双方力量对比等情况的辨证方法就叫八纲辨证。

（一）表里辨证

表证　病邪在皮肤肌腠部位较浅的属于表证，临床上以发热、恶寒、舌苔薄白、脉浮为主要特点，伴有头痛、鼻塞、咳嗽等症状，具有起病急、病程短的特点。治法：辛温解表。

里证　往往是由表及里，指病在脏腑、气血、骨髓的一类证候，里证包括范围较广，表邪进一步发展，表邪入里而成里证，是指外邪侵犯脏腑而成。

情志所伤、饮食、劳倦等因素直接影响脏腑，使脏腑功能失调而出现的各种症状。总之，脉浮，病在表，脉沉，病在里，表证与里证的关系是在疾病发生发展过程中，在一定的条件下表证不解内传入里，出现里证，某些里证病邪从里透达肌表则由里出表。

表证入里 如表证有发热、恶寒。若恶寒自罢，不恶寒，反恶热，并见烦渴多饮、舌红苔黄、尿赤，表示病邪向里发展，转为里热证。

里证出表 如水痘、麻疹，症见内热烦躁、咳嗽，继而发热汗出，治疗得当，烦躁减轻，病毒外透，高热减退，趋于好转，这些就是里证出表的具体表现。

（二）寒热辨证

寒证 常见恶寒喜暖，口淡不渴，面色苍白，小便清长，大便稀溏，舌苔淡白而滑，脉迟等症。治法：温里祛寒。

热证 发热，口渴喜冷饮，面红目赤，烦躁不宁，小便短赤，大便燥结，舌红苔黄干燥，脉数等症状。治疗：清热泻火。

真热假寒　表现手足厥冷，脉沉好像是寒证，但肢冷而身热不恶寒，反恶热，脉沉数有力，更见烦渴喜冷饮，咽干口臭，谵语，小便短赤，大便燥结，或热痢下重，苔黄而干，在临床上这种症状叫热厥。

真寒假热　表现身热面红，口渴，脉虚大好像是虚证，但反盖衣被，口渴喜热饮，舌淡苔白，四肢厥冷，便溏等一派寒象，往往这种情况不太常见。

（三）虚实辨证

虚证　临床上有阳虚、阴虚、气虚、血虚，其证候表现不同，常见有面色苍白或萎黄，神疲乏力，心悸气短，形寒肢冷，或五心烦热，自汗，盗汗，小便失禁，舌上少苔或无苔，脉虚无力等。

实证　由于实证的性质与部位不同，临床症状也不一样，有发热，腹胀痛而拒按，呼吸喘粗，大便秘结，小便不利，脉实有力舌苔厚腻等症。

（四）阴阳辨证

阴虚　形体消瘦，口燥咽干，眩晕失眠，五心烦热，潮热盗汗，脉细数，舌红绛。

阳虚　神疲乏力，少气懒言，蜷卧思睡，脉微无力，畏寒肢冷，口淡不渴，尿清便溏，舌淡。

亡阴　汗出热而黏，肌肤热，手足温，口渴喜冷饮，脉细数疾，按之无力，阴液欲绝现象。

亡阳　大汗淋漓，汗清稀而凉，掀被如蒸气，衣被汗湿透，脉伏，声音微弱欲绝。

二、气血津液辨证

（一）气的辨证

气虚　主要表现为气短懒言，头晕目眩，疲乏无力，自汗，脱肛，子宫脱垂，脉虚无力。治法：补益中气。方：补中益气汤。

气滞　胸肋胀闷，叹气，乳腺胀痛，晨起口苦。治法：疏肝理气。方：柴胡疏肝散。

气逆　①肺气上逆主要表现为咳嗽喘息，痰涎壅盛。治法：降气镇逆。方：苏子降气汤。②胃气上逆主要表现为呃逆，嗳气，恶心，呕吐。治法：平肝降逆。方：旋覆代赭石汤。

（二）血的辨证

血虚　主要表现为面色苍白或萎黄，唇色淡白，头晕眼花，心悸失眠，手足发麻，妇女行经量少，延期或闭经，舌质淡，脉细无力。治法：补血调经。方：四物汤加味。

血瘀　血瘀兼气虚，身倦乏力，少气自汗，疼痛拒按，舌暗或有瘀斑。治法：补气化瘀。方：补阳还五汤。

血瘀兼血虚　头晕眼花，心悸失眠，舌淡有瘀斑，脉细涩或见肿块，疼痛拒按，痛处不移。治法：养血活血。方：桃红四物汤。

血热　心烦，口干不喜饮，身热以夜间尤甚，脉细数，舌红绛或见各种出血，妇女月经先期量多。治法：清热凉血。方：先者清营汤，后者清经汤。

（三）气血同病辨证

气滞血瘀证　胸肋胀满，性情急躁，并兼见瘀块拒按，舌紫暗有瘀斑，妇女可见闭经，经来色紫有块，乳房胀满。治法：行气活血。方：逍遥散加桃仁、三棱、莪术。

气血两虚证　见少气懒言，乏力自汗，面色苍白或萎黄，心悸失眠，舌淡嫩，脉细弱。治法：气血双补。方：八珍汤或当归补血汤加当归、黄芪。

气随血脱证　由于大出血出现的面色㿠白，四肢厥冷，大汗淋漓，甚至晕厥，脉芤或微细。治法：补气固脱。方：参附汤加当归、黄芪、牡蛎、桂枝。

（四）津液病的辨证

津液不足　见咽干口燥，口渴少津，皮肤干燥，小便短少，大便秘结，脉细数。治法：增补津液。方：增液汤。

水液停滞　常见痰证有以下几种。

① 风痰：头晕目眩，喉中痰鸣，突然仆倒，口眼歪斜，舌强不语，四肢麻木，偏瘫。治法：祛风豁痰。方：大秦艽汤。

② 热痰：咳痰黄稠，烦热，便结，或癫狂，脉滑数。治法：清热豁痰。方：清热化痰丸。

③ 寒痰：咳吐稀白痰，四肢不举，或骨痹刺痛，

脉沉迟。治法：温化痰涎。方：三子养亲汤。

④ 湿痰：湿聚成痰，胸痞，纳少呕恶，痰多，身重困倦，脉濡滑，舌苔厚腻。治法：燥湿化痰。方：二陈汤。

⑤ 燥痰：咳痰黏稠如块，量少难易咳出，或痰带血丝，口鼻干燥，咽喉干燥，大便干少津，脉细滑数。治法：润燥化痰。方：清燥救肺汤或百合固金汤。

饮证 饮证可分为以下 4 种。

① 痰饮：胸肋支满，胃脘有排水声，呕吐痰涎清稀，口渴，头晕目眩，心悸气短，苔白滑，脉弦滑。治法：温化痰饮。方：苓桂术甘汤。

② 悬饮：水饮停于胸肋，上不在胸中，下不在腹中，名悬饮，现代医学认为胸腔积液，肋痛胀满，呼吸牵引而痛，气短息促，脉沉而弦。治法：攻遂水饮。方：十枣汤或控涎丹。

③ 溢饮：肢体疼痛而沉重，肢体浮肿，小便不利，或发热，恶寒，无汗，咳嗽痰多白沫，苔白，脉弦而紧。治法：温化利水。方：五苓散合五皮饮。

④ 支饮：咳喘上逆，胸痛短气，倚息不能平卧，

浮肿多见于手面部，痰多面色白，苔白多腻，脉浮紧。治法：泻肺遂饮，有表证宜解表化饮。方：葶苈大枣汤或小青龙汤。

三、脏腑辨证

脏腑辨证是中医内科辨证中非常重要的一环，由于兼证较多，比较复杂，不便记忆，因此，我把它归纳编成 38 首歌诀便于记忆，供大家参考。

心阳虚当仔细辨，气喘心慌脉细乱。
舌苔淡白心胸痛，加味参附最关键。

心阴虚见悸而烦，头昏盗汗梦不安。
舌苔红绛脉细弱，失眠口干补心丹。

心火炽盛口苦干，口舌糜烂燥不安。
失眠身热小便黄，舌黄脉数安神丸。

痰迷心窍胡言语，哭笑无常或昏迷。

舌苔黄腻脉弦滑，化痰开窍导痰取。

热传心包高热烦，神昏乱语身发斑。
口渴面赤舌苔黄，脉数牛黄清心丸。

心血瘀阻胸背痛，心悸面青舌暗红。
脉搏结代或细弱，血府逐瘀汤宜用。

心脾两虚面萎黄，食少怔忡并健忘。
舌苔淡红身体倦，月经不调归脾汤。

心肾不交烦不眠，潮热头晕及盗汗。
口干耳鸣舌苔红，脉细黄连阿胶丸。

心胆虚郁郁不乐，精神恍惚头晕多。
口苦舌滑脉细弦，易惊心慌定志丸。

干咳咯血肺阴虚，声音嘶哑又潮热。
口干盗汗脉细数，舌红少苔沙参取。

咳嗽气喘肺气虚，倦怠自汗痰清稀。
舌苔淡白脉细弱，面色苍白补肺宜。

寒痰阻肺喉中鸣，咳嗽气喘兼怕冷。
脉浮弦紧苔白滑，小青龙汤服之行。

肺肾阴虚咳嗽血，口干盗汗及潮热。
舌红脉数腰酸软，百合固金汤一帖。

肝火犯肺吐血烦，胸肋刺痛口苦干。
头眩目赤苔薄黄，脉弦咳痰泻白散。

肝气郁结胸肋胀，咽部似物志不畅。
腹痛吐酸苔薄白，脉弦舒肝散最良。

肝阳化风肢震颤，头晕眼花痛抽肩。
舌强脉弦舌苔红，天麻钩藤饮加减。

热极生风眼上翻，高热项强抽肩痛。
肢颤昏迷苔红黄，脉弦细数清肝全。

血燥生风皮粗糙，瘙痒发落并脱屑。

凉血祛风是大法，养血汤服疗效好。

肝肾阴虚五心热，咽干耳鸣眼发涩。

盗汗腰酸舌苔红，脉弦细数杞菊越。

心肝火旺燥不安，面红目赤肋痛连。

头痛急躁脉弦数，舌红苔黄宜清肝。

寒湿困脾口中淡，胃部膨胀头昏倦。

呕恶便溏苔白腻，肢肿脉濡胃苓煎。

脾肾阳虚面苍白，寒冷腹痛五更泻。

肢肿苔白脉沉迟，脾肾兼补四神丸。

肝脾不合肋腹胀，嗳气肠鸣大便溏。

不思饮食舌苔白，脉弦细用四苓汤。

胃脘阵痛属胃热，心中炽热呕吐血。

牙龈糜烂口渴饮，苔黄脉数清胃热。

呕吐清水是胃寒，怕冷呃逆胃胀满。
持续而痛苔白滑，脉沉温胃饮加减。

胃气虚寒隐痛连，食后减轻空腹显。
吐泛清水食不化，苔白脉细理中先。

胃阴不足大便干，干呕恶心食欲减。
口干咽燥胃热痛，舌红脉数补阴先。

肝胃不和胸肋胀，呕吐苦酸苔薄黄。
脘满闷兼脉弦滑，左金四逆加良姜。

右下腹痛疑肠痈，便秘腹部反跳痛。
拒按脉数舌苔黄，大黄牡丹服之通。

大肠虚寒小便清，大便泄泻腹肠鸣。
舌苔白滑脉多缓，温肠散寒平胃宁。

小肠气痛腹肠鸣，睾丸坠重连腰痛。
怕冷苔薄脉沉弦，天台乌散服之行。

腹痛喜按肠鸣虚，小腹隐痛久泻痢。
脉细无力苔薄白，疲乏脱肛固脱取。

肾阳虚冷腰腿软，阳痿遗精梦多连。
小便清长苔薄白，泄泻脉沉右归丸。

肾不纳气吸气难，汗出怕冷兼气喘。
脉细无力虚浮肿，舌苔淡白胡桃煎。

烦热不安肾火旺，口中干苦小便黄。
舌苔红黄脉细弦，腰痛唇赤补阴丹。

小腹胀痛膀胱热，尿急深黄或下血。
舌红脉数尿道痛，八正散能治湿热。

膀胱虚寒小便频，小便下浊尿不清。
舌润苔白脉沉细，桑螵蛸散能固涩。

阳虚水泛身浮肿，心悸腹胀兼阴肿。
苔淡脉沉手足冷，咳喘便清取真武。

四、六经辨证

六经是伤寒辨证的基础，伤寒是由皮毛而入的一种病证，伤寒六经是伤寒辨证的基础纲领，六经是以在外感伤寒过程中总结而来的，它在六经病程中，有许多兼证，比较复杂，今天我在这里只简单地说一下六经辨证，因现在伤寒病在临床上不是特别多，如有想更深层次地了解伤寒，可以在伤寒论讲义中详细阅读。

（一）太阳病

头痛，发热恶寒，怕风，项强，腰痛，无汗或自汗，脉浮紧或浮缓，舌苔薄白，在这里有表实、表虚之分，如骨节烦痛、无汗、脉浮紧，为表实证，用辛温解表，发汗散寒。方：麻黄汤。如有汗脉浮缓为表虚证，用解肌祛风，调和营卫。方：桂枝汤。

（二）阳明病

阳明经证　身大热，汗大出，心烦渴饮，面赤心烦，舌苔黄燥，脉洪大。治法：清热生津。方：白虎汤。

阳明腑证 身热，汗出连绵，便秘，满腹疼痛拒按，烦躁，谵语，甚则神志不清，循衣摸床，舌苔黄燥，或苔黑黄起刺，脉沉实有力。治法：荡涤燥结。方：大承气汤。

（三）少阳病

寒热往来，耳聋肋痛，目眩咽干，口苦喜呕，脉浮弦，舌苔薄白。治法：和解少阳。方：小柴胡汤。

（四）太阴病

腹满而吐，食不下，时腹自痛，自痢不止，脉濡缓，舌苔淡白而润。治法：温中散寒。方：理中汤。

（五）少阴病

少阴寒化证 恶寒倦卧，精神萎靡，手足厥冷，下利清谷，欲吐不吐，口不渴，或渴欲热饮，小便清长，舌淡苔白，脉沉微。治法：回阳救逆。方：四逆汤。

少阴热化证 心烦不眠，口燥咽干，小便黄，舌尖红赤，或舌绛少苔，脉细数。治法：滋阴降火。

方：黄连阿胶汤。

（六）厥阴病

气上冲心，心中疼热，饥不欲食，食则吐蛔，口渴不止，呕吐。治法：调理寒热，和胃安蛔。方：乌梅丸。

五、温病卫气营血辨证

卫气营血辨证是治疗温病的基本辨证方法，我根据近年来的病情观察，温病的发病率较高，因温病是由口鼻而入，所以防不胜防，我这里只简单的介绍温病中常见的一些病证，如继续深入学习，除我介绍的一些观点外，还是多从温病讲义书中仔细学习，以便掌握，我这里只介绍经常见到的一些病证，为了便于记忆，我把它汇编成口诀，仅供参考。

（一）卫分证

卫分症状仔细认，发热微寒头身痛。

无汗微寒口微渴，咳嗽脉浮滑而数。

舌苔薄白边尖红，立法辛凉解表剂。

方用银翘散主之，八个加减最要紧。

渴加花粉咳杏仁，咽痛马勃与玄参。

胸膈闷者加藿香，郁金三钱护膻中。

气粗似喘见气分，再加石膏与知母。

舌绛暮热烦不安，邪到营分症出现。

同加地麦与玄参，再不解小便短者。

加上枝芩同知母，衄血者去豆芥穗。

加地丹麦榆侧柏炭，焦枝茅根服安全。

腹泻溲短湿热合邪，加滑石通草生薏仁。

（二）气分证

气分症状仔细学，壮热口渴大汗出。

面红目赤气喘促，小便黄赤脉洪大。

舌苔白或黄而干，阳明经证治当先。

立法辛凉清气安，方用白虎汤加减。

银翘茅根加在先，不解继服一二剂。

再不解津液伤，地玄麦冬同加上。

若见舌黄而又干，烦躁不寐夜不安。

枝芩丹芍白茅根，热结阳明便不通。

阳明腑实证出现，方用增液承气汤加减。

便通津存正不伤，再加白茅根四两。

（三）营分证

营分症状仔细辨，心烦不寐夜热甚。

有时谵语舌燥干，舌质红绛邪深传。

脉弦细数营分现，立法清营泻热全。

方用清营汤加减，热扰心包神志昏。

轻者宜用至宝丹，重者舌蹇肢厥抽。

加用安宫牛黄丸，二便不通紫雪丹。

（四）血分证

血分症状邪深藏，医者一见心胆寒。

温病后期治疗难，立法方药是关键。

吐血衄血并咯血，尿血便血斑疹透。

躁扰不安或发狂，谵语舌色深红绛。

脉象沉数或弦数，立法凉血散血良。

清气解毒是妙方，合用犀角[1]白虎汤。

银翘茅根同加上，如不解用三黄解毒汤。

---

[1]可牛角代替。

（五）湿温证

湿温症状表现多，湿温三症仔细分。

湿重于热要辨清，身热不扬头身蒙。

倦怠思卧或微寒，胸闷腹胀不欲饮。

呕恶便溏小便短，舌苔白腻脉象缓。

立法宣肺确不难，清热利湿三仁汤。

热重于湿要辨清，二者混淆治疗难。

身热厌食又干呕，口渴欲饮汗又多。

胸痛尿赤大便秘，下利垢腻肠胃湿。

舌苔黄腻或垢燥，边尖红绛脉细数。

立法辛开给苦绛，三仁汤加芩连治。

湿温又见表症现，清热解毒利湿看。

方用银翘散加减，滑石通草薏仁先。

（六）温燥证

温燥证有二种，轻证头痛身发热。

干咳无痰或少痰，鼻干咽干口唇燥。

舌苔白干边尖红，脉象浮数仔细察。

立法辛凉甘润安，方用桑菊饮加减。

干咳无痰肺经燥，贝母焦枝要加上。

热重症兼身大热，气逆而喘咽干痛。

胸闷肋胀心烦渴，鼻衄咯血脉弦数。

舌苔白燥或黄燥，立法清燥养阴凉。

方用清燥救肺汤，再加地贝与瓜仁。

热扰心包神昏看，配用安宫牛黄丸。

咯血衄血见症危，加犀角①白芍与丹皮。

（七）湿毒证

病因感受温热毒，郁于少阳阳明经。

症见耳下肿核痛，多不深入早治疗。

轻证发热微恶寒，耳下肿咽喉痛。

舌苔薄白脉浮数。先用清热解毒看。

方用普济消毒饮，去芩连升柴胡。

恶寒渐罢肿痛剧，症见热势渐增高。

面红口渴身疼痛，舌苔黄而舌质红。

脉象弦数或沉数，先用清火解毒看。

方用普济消毒饮，外用三黄散搽看。

上述四证病后看，气阴两伤是关键。

① 可牛角代替。

症见虚弱头又昏，潮热自汗气逆呕。

食少乏力睡不佳，先用清热和胃看。

生津养阴首一件，竹叶石膏汤加减。

咳加杏仁与桔梗，手足心热地丹皮。

附方

1.**补中益气汤**：人参、黄芪、白术、当归、柴胡、升麻、陈皮、甘草。

2.**柴胡疏肝散**：柴胡、枳壳、白芍、甘草、香附、川芎。

3.**苏子降气汤**：苏子、橘皮、半夏、当归、前胡、厚朴、肉桂、甘草、生姜。

4.**旋覆代赭石汤**：旋覆花、代赭石、人参、半夏、生姜、大枣、炙甘草。

5.**四物汤**：当归、川芎、生地黄、白芍。

6.**补阳还五汤**：当归、川芎、黄芪、桃仁、赤芍、红花、地龙。

7.**桃红四物汤**：即四物汤加桃仁、红花。

8.**清营汤**：犀角（水牛角）、生地黄、玄参、竹叶、麦冬、丹参、黄连、连翘、金银花。

9. **逍遥散**：当归、白芍、柴胡、茯苓、白术、薄荷、生姜、甘草。

10. **八珍汤**：当归、白芍、生地黄、川芎、人参、茯苓、白术、甘草、生姜、大枣。

11. **当归补血汤**：黄芪、当归。

12. **加味参附汤**：人参、附子、黄芪、桂枝、丹参、红花、炙甘草。

13. **增液汤**：玄参、麦冬、生地黄。

14. **大秦艽汤**：秦艽、石膏、甘草、川芎、当归、独活、白芍、羌活、防风、黄芩、白芷、白术、生地黄、熟地黄、茯苓、细辛。

15. **清热化痰丸**：陈皮、杏仁、枳实、黄芩、瓜蒌仁、茯苓、胆星、半夏、姜汁。

16. **三子养亲汤**：苏子、白芥子、莱菔子。

17. **二陈汤**：半夏、陈皮、茯苓、甘草。

18. **清燥救肺汤**：桑叶、石膏、人参、甘草、胡麻、阿胶、麦冬、杏仁、枇杷叶。

19. **百合固金汤**：生地黄、熟地黄、麦冬、百合、贝母、当归、白芍、玄参、桔梗、甘草。

20. **苓桂术甘汤**：茯苓、白术、桂枝、甘草。

21. **十枣汤**：大戟、甘遂、芫花、大枣。

22. **控涎丹**：甘遂、大戟、白芥子。

23. **五苓散合五皮饮**：猪苓、泽泻、茯苓、桂枝、白术、生姜、大腹皮、陈皮、桑白皮、茯苓皮。

24. **葶苈大枣泻肺汤**：葶苈子、大枣。

25. **小青龙汤**：麻黄、细辛、白芍、干姜、甘草、桂枝、半夏、五味子。

26. **补心丹**：麦冬、玉竹、生地黄、熟地黄、柏子仁、当归、白芍、丹参。

27. **朱砂安神丸**：黄连、栀子、连翘、猪苓、木通、生地黄、竹叶、朱砂。

28. **导痰汤**：姜半夏、茯苓、陈皮、远志、连翘、胆星、瓜蒌、枳实、郁金、竹沥、礞石、黄芩。

29. **血府逐瘀汤**：桃仁、红花、赤芍、没药、丹参、郁金、当归。

30. **牛黄清心丸**：黄连、栀子、连翘、板蓝根、丹皮、玄参、生地黄。

31. **归脾汤**：当归、生地黄、人参、焦术、生姜、大枣、茯神、远志、杜仲。

32. **黄连阿胶汤**：麦冬、五味子、生地黄、玄参、黄连、肉桂、阿胶。

33. **定志丸**：酸枣仁、茯神、远志、菖蒲、龙骨、人参。

34. **沙参麦冬饮**：沙参、麦冬、玉竹、五味子、百合、桑叶、地骨皮。

35. **补肺汤**：人参、黄芪、炙甘草、五味子、山药。

36. **百合固金汤**：沙参、麦冬、天冬、五味子、生地黄、玄参。

37. **泻白散**：牡丹皮、桑白皮、地骨皮、黄柏、栀子、龙胆草、黛蛤散。

38. **天麻钩藤饮**：天麻、钩藤、蒺藜、菊花、石膏、黄连、牡蛎。

39. **镇肝熄风汤**：钩藤、地龙、全虫、石决明、石膏、黄连、大青叶。

40. **养血汤**：当归、生地黄、白芍、黑芝麻、蒺藜、何首乌、菊花、防风、蝉蜕。

41. **杞菊地黄汤加味**：生地黄、麦冬、枸杞、桑椹、玄参、龟板、知母、黄柏。

42. **清肝汤**：黄连、黄芩、栀子、龙胆草、珍珠。

43. 胃苓汤加味：苍术、陈皮、厚朴、藿香、白豆蔻、佩兰、玄参、泽泻

44. 四神丸：附子、肉桂、干姜、肉蔻、吴茱萸、人参、白术、炙黄芪、茯苓。

45. 四逆散：柴胡、白芍、枳壳、甘草、白术、陈皮。

46. 清胃散：黄连、黄芩、栀子、大黄、芦根、石膏、知母。

47. 龙胆泻肝汤：龙胆草、栀子、牡丹皮、夏枯草、黄芩、黄连、金钱草。

48. 温胃饮：附子、干姜、吴茱萸、良姜、沉香。

49. 建中汤：炙黄芪、肉桂、白芍、甘草、生姜、大枣。

50. 四逆左金丸：柴胡、白芍、枳壳、甘草、川楝子、半夏、香附、瓦楞子、吴茱萸。

51. 大黄牡丹皮汤：大黄、牡丹皮、桃仁、大血腾、紫花地丁、乳香、蒲公英、厚朴。

52. 香砂平胃散：苍术、陈皮、厚朴、木香、砂仁、干姜、藿香、茯苓、山楂、神曲、麦芽。

53. 天台乌散：乌药、青皮、木香、吴茱萸、肉

桂、川楝子、小茴香、延胡索、荔枝核、枳实。

54. **固脱汤**：诃子、炮姜、石脂、肉桂、乌梅、五味子。

55. **右归丸**：附子、肉桂、鹿角、淫羊藿、巴戟、菟丝子、熟地黄。

56. **人参胡桃汤**：人参、胡桃、五味子、山茱萸、紫河车、熟地黄、紫石英。

57. **真武汤**：附子、桂枝、细辛、干姜、白术、茯苓。

58. **大补阴丸**：知母、黄柏、生地黄、龟板、玄参。

59. **八正散**：知母、黄柏、萹蓄、瞿麦、木通、滑石、海金沙、金钱草。

60. **桑螵蛸散**：桑螵蛸、龙骨、覆盆子、金樱子、山药、菟丝子、乌药、益智仁。

61. **麻黄汤**：麻黄、杏仁、桂枝、甘草。

62. **桂枝汤**：桂枝、白芍、甘草、生姜、大枣。

63. **白虎汤**：石膏、知母、甘草、粳米。

64. **大承气汤**：大黄、芒硝、枳实、厚朴。

65. **四逆汤**：附子、干姜、甘草。

66. **乌梅丸**：乌梅、人参、黄柏、细辛、桂枝、附子、黄连、干姜、当归、花椒。

67. **理中汤**：附子、人参、干姜、白术、甘草。

68. **银翘散**：金银花、连翘、豆豉、牛蒡子、荆芥、桔梗、薄荷、甘草、竹叶、芦根。

69. **桑菊饮**：桑叶、菊花、桔梗、连翘、杏仁、薄荷、芦根。

70. **增液承气汤**：大黄、芒硝、生地黄、麦冬、玄参。

71. **清营汤**：玄参、生地黄、金银花、竹叶心、麦冬、连翘、犀角、黄连、丹参。

72. **至宝丹**：犀角、玳瑁、石菖蒲、朱砂、雄黄、金箔、银箔、麝香、牛黄、冰片、龙胆。

73. **安宫牛黄丸**：牛黄、郁金、犀角、黄芩、黄连、雄黄、栀子、朱砂、冰片、麝香、珍珠、金箔。

74. **紫雪丹**：寒水石、磁石、滑石、石膏、犀角、羚羊角、木香、沉香、玄参、升麻、甘草、丁香、朴硝、麝香、朱砂。

75. **三黄解毒汤**：黄连、黄芩、黄柏、栀子。

76. **三仁汤**：杏仁、白蔻仁、薏苡仁、厚朴、滑石、通草、竹叶、半夏。

77. **清燥救肺汤**：桑叶、石膏、人参、甘草、胡麻仁、阿胶、麦冬、杏仁、枇杷叶。

78. **普济消毒饮**：黄连、黄芩、连翘、玄参、板蓝根、马勃、牛子、僵蚕、升麻、柴胡、陈皮、桔梗、薄荷、甘草。

79. **竹叶石膏汤**：竹叶、石膏、麦冬、人参、半夏、粳米、甘草。

临证实战

第 14 章　内科杂病

 病案 1　亡阳证

患者，马某，女，53 岁。

主诉：恶风，多汗，曾服过其他医生所开的汤药，2 剂银翘散，无效。后又服 2 剂小柴胡汤，服后出汗更多，已无法行走。因当时正开七天乡村医师会，每天安排 4 人会诊，连治七天，患者已卧床不起，并请人来做棺材、缝丧衣，令人毛骨悚然。后患者家属来求诊。

查体：危重病容，瞳孔反射迟钝，呼吸微弱，心音极弱，肺部未发现干湿鸣音，腹部平坦柔软，体温 35℃，伏脉，汗出如油，衣被褥全被汗浸透，心率（因时间太长记不清）。查前几天医生们开的处方有桂枝附子汤无效。我分析由于伏脉出现，汗为心液，汗出过多则损及心阳，心阳虚到极点，病已在里不在表，所以我用回阳救逆法。

加味参附汤：红参 30g，黄芪 50g，红花 3g，牡蛎 30g，丹参 15g，黄附块（先煎）250g。

嘱家属开水下药煎 1 小时，先服 1 小杯。我先去消毒好输液器械，随后就到。结果我去患者家中，患者已喝 1 大碗，把我吓得不轻，问患者有没有舌麻、舌根硬的现象，患者一直说没有任何不适。我将听诊器放于患者心尖部半小时，又过半小时左右，患者对我说："我身上汗干了，我想吃点饭。"于是，家人给煮了稀饭。

我又去拿来 250g 黄附块入药，第二次服药后病情大有好转，查体温 35.8℃，身上汗已干，嘱家属更换了衣被，将该药服第三次后停药，后改用补中益气汤合香砂养胃汤，服 2 剂后痊愈。

用药体会：本病属于伤风感冒，由于误诊服银翘散导致汗出不止，损伤阳气，导致寒邪入里，由于汗为心液，汗出过多，损及心阳，病在里不在表，所以，桂枝附子汤无效，给参附汤疗效较好，因阳气已衰竭到极点了，身体需要阳气，用 500g 附子不会中毒。

病案2　高血压病

患者，男，35岁，武警。

体胖，重120kg，当时血压200/140mmHg，脉沉实，舌红苔黄，中指根部两股脉动非常强劲，当时患者要坚持服中药，于是开镇肝降压汤药6剂。二诊，血压降至160/90mmHg，舌红无黄苔，此方再开6剂。三诊，血压降至135/80mmHg，遂开6剂药，服完将下方打粉长期服用以善后。

镇肝降压汤：天麻25g，钩藤20g，石决明20g，夏枯草15g，菊花10g，罗布麻叶30g，珍珠母15g，羚羊角（先煎30min）5g。6剂为一个疗程。

用药体会：此方如不用羚羊角，适用于初期高血压舒张压90mmHg以内的患者，疗效肯定；对于二期以上高血压必须加用羚羊角5g才能达到疗效。

 病案3　糖尿病

患者刘某，男，58岁。

餐后血糖14mmol/L，并伴有高血压，面色红润，脉沉而无力，舌苔淡白稍腻。分析：此人体脾有湿。

宜：健脾祛湿。方：熊白金果汤。服药 12 剂后，餐后血糖 6.5mmol/L，随后将药打粉长期服用每次 6g 以善其后，半个月后餐后血糖降至 6.1mmol/L。

糖尿病初期可用熊白金果汤：知母 12g，天花粉 30g，金果榄 15g，翻白草 30g，熊胆 6g，茯苓 10g，泽泻 10g，西洋参 10g，生山药 10g，玉竹 15g，鬼箭羽 60g。水煎服。

一般血糖在 10mmol/L 左右者都可用此方，病情较重的二期以上患者使用本方疗效不佳，特别是经常注射胰岛素的患者疗效亦不佳，要随之加减。

 病案 4　甲状腺炎

患者高某，男，70 岁，西安人。

甲状腺肿大，经检查，定为甲状腺炎。我检查时，甲状腺呈长型肿起，有压痛，脉沉数，舌尖红少苔。分析：热毒郁结。宜：清热散结解毒。方：银鳖散瘀汤。

金银花 30g，连翘 30g，丹参 15g，半枝莲 20g，鳖甲 15g，白花蛇舌草 30g，浙贝母 10g，郁金 10g，姜黄 10g，穿山甲 6g，夏枯草 30g。水煎服。

外用姜蛭消肿散：姜黄 10g，山慈菇 30g，白花蛇舌草 30g，水蛭 9g，夏枯草 18g，黄连 9g，大黄 10g，黄柏 10g，天花粉 15g，血竭 9g，红花 6g，黄药子 20g。打粉加蜜外敷。

用药体会：用本方法治疗 2 个月左右，肿块消除 2/3，后继续用药 2 个月痊愈。

 病案 5　肾结石

患者李某，男，29 岁，西安人。

近日阵发性腰痛，手诊肾区有一白色小点，肾区有叩击痛，诊脉沉实，舌红苔黄腻，疑为结石，让其去做彩超，结果提示肾结石。方：八正散加减。

瞿麦 20g，萹蓄 20g，木通 9g，车前子 15g，海金沙 30g，石苇 10g，滑石 12g，鸡内金 30g，小金钱草 15g。水煎服。

用药体会：本方服 7 剂后疼痛大减，效不更方，将原方进 7 剂后，疼痛消失，彩超见结石消失。后又用本方治疗多例结石、尿道炎效果非常好。

病案 6　呕吐

患者雷某，男，35 岁。

主诉：呕吐，胃不痛，无腹泻，入院治疗用庆大霉素、维生素 B₆ 无效。急性病容，面色稍暗无黄染，瞳孔等大、等圆，心肺正常，腹平坦柔软，上腹部压之有恶心，四肢无畸形，脉沉弦，舌红少苔。

分析：脉弦是肝气上逆。宜：平肝降逆。方：代赭石 500g，打碎水煎服。服用 2 次后吐止，服用 3 次后痊愈。

另附一案于下。

患者周某，女，17 岁。

其父代诉，前一日，因把其他学生带入家中而被父责骂。胸腹内抽搐，疼痛难忍。在县医院内科治疗 1 个月有余无效，准备转院，环城医院周院长请我会诊。其表情痛苦，瞳孔等大、等圆，心肺正常，腹平坦柔软，四肢无畸形，发作时胸腹内抽搐有咕咚声音，抽搐停止，立即入睡，间隔 20min，又抽搐疼痛。诊脉沉弦，舌红。

我认为由于其父责骂，受气有肝郁之象，我用疏肝解郁，平肝降逆法，用逍遥散加减。

当归 12g，白芍 10g，柴胡 9g，厚朴 10g，川楝子 9g，延胡索 10g，香附 10g，郁金 9g，佛手 10g，代赭石 250g。水煎服。服用 2 剂后，疼痛间隔为 1 小时。第 2 剂后，不疼痛，不抽搐，但人非常疲乏，不思饮食，后用香砂养胃汤加黄芪 2 剂后痊愈。

用药体会：本病有一个特点，其父责骂导致肝郁，故肝气上逆，膈肌抽搐疼痛难忍，所以用逍遥散加代赭石，以疏肝解郁，平肝降逆，本方收到很好的疗效。

病案 7　胃溃疡、十二指肠溃疡

患者李某，男，48 岁，瓜州人。

平时进食后胃痛伴吐酸水，手诊胃区有红白相兼菜籽大小点，脉沉细，舌苔淡白。胃镜诊断：胃溃疡。宜：收敛固涩，养胃。方：溃疡 1 号方。

生甘草 30g，生牡蛎 20g，白芍 10g，陈皮 10g，砂仁 10g，紫苏叶 6g，乌贼骨 30g，香附 6g，乳香 9g，没药 9g。水煎服。

40 剂后临床症状消失，经检查痊愈。

患者刘某，女，46 岁，瓜州人。

平时大概饭后 2 小时后胃痛，伴有吐酸水，有 10 余年，诊脉沉细，舌淡少苔，我用收敛固涩养胃，用溃疡 1 号方，服 42 剂后痊愈。

用药体会：本方治疗胃溃疡、十二指肠溃疡疗效很好。我曾用过很多患者，目前未发现无效的。

 ## 病案 8　萎缩性胃炎

患者文某，男，43 岁，瓜州人。

经常口渴，胃部烧灼感，胃镜：萎缩性胃炎。查体：面容消瘦，舌红少苔而干，脉细数，口渴。分析：胃阴不足。宜：滋阴养胃。方：沙参麦冬汤加味。

太子参 20g，麦冬 30g，玉竹 20g，石斛 30g，白芍 10g，山楂 30g，炒莱菔子 10g，沙参 12g，砂仁 10g。水煎服。

服 10 剂后，口渴减轻，舌淡红，脉沉细，后将上方加炙黄芪 9g，继进 20 剂，胃部烧灼感消失，口不渴，脉沉细，将原方再服 20 剂，其症状消失，舌苔淡白。再服 10 剂，以善其后。

用药体会：本病比较难治，有两个要点，一要辨证准，二要药方下正确，不乱加药。

 病案9　胆囊切除后遗症

患者宋某，女，45岁，西安人。

2016年胆切除后，一直消化不好，胃胀，肩胛骨及肋部有时胀，有时不舒服，逐渐加重。舌苔白厚腻，脉沉而无力，手诊胆区呈浅黄色。初步诊断：湿滞脾胃。宜：利湿和胃。方：茵陈四苓散加味。

茵陈50g，猪苓12g，泽泻12g，茯苓15g，白术6g，川楝子9g，延胡索9g，香附9g，郁金9g，生鸡内金30g，炒山楂30g，神曲12g，炒麦芽30g，藿香25g，白豆蔻15g。连服15剂。

二诊：舌苔薄白，胃胀减轻，已有好转，继续服20剂。

三诊：胃已不胀，舌淡苔薄白，效不更方，再进20剂。

四诊：舌苔淡嫩，脾虚，改用四君子汤加味，党参、生白术、茯苓、陈皮、川楝子、延胡索、香附、郁金、生鸡内金、山楂、麦芽、茵陈，服2剂。

五诊：继续服茵陈四苓散加味 20 剂，症状基本消失，改用逍遥散加味：当归、白芍、柴胡、茯苓、白术、厚朴、川楝子、延胡索、香附、郁金、炒山楂、神曲、炒麦芽、生鸡内金，12 剂善后。

 病案 10　胆囊炎导致失眠

患者王某，男，52 岁，西安人。

5 年前早上起来口苦，两肋胀痛，胃经常胀，胃镜示胃炎，但服用治疗药无效，近 1 年来经常失眠，近 1 周一直失眠，需要吃安定片入睡，前来求治。面色黄瘦，瞳孔等大、等圆，心肺正常，肝脾不大，胆囊压痛明显，胃部有轻度压痛，不吐酸水，腹部平坦柔软，四肢无畸形，舌苔白厚腻，脉沉弦，手诊时发现胆囊区皮肤呈浅黄色，生命线和智能线呈浅黄色。

初步印象：胆囊炎、湿滞脾胃导致失眠。宜：舒肝利湿安神。方：茵陈四苓汤加减。

茵陈 30g，猪苓 10g，茯苓 10g，生白术 9g，厚朴 12g，川楝子 9g，延胡索 10g，香附 9g，郁金 9g，藿香 15g，白豆蔻 12g，生鸡内金 30g，炒山楂 30g，炒麦芽 30g，炒酸枣仁 30g，首乌藤 40g，合欢皮 15g。水煎服，连服 18 剂。

二诊：舌苔腻苔变薄，胃已不胀，消化尚可，继将上增至炒酸枣仁 60g，首乌藤 40g，继续服 20 剂。

三诊：舌苔薄白，脉沉而无力，晚略有睡意，将本方继进 20 剂。

四诊：睡觉略有改善，舌苔略腻，将上方再进 10 剂，睡觉好，消化好，舌苔正常，改逍遥散加川楝子、延胡索、香附、郁金、鸡内金、山楂、麦芽、炒酸枣仁、首乌藤，20 剂善后。

 ## 病案 11　肺部积水哮喘

患者张某，男，58 岁，新场乡人。

因干咳，咽痛，轻度发热，去医院输液治疗 1 周，后咳嗽痰多，有轻度哮喘，前来诊治，患者面色青白，有轻度气喘，咳嗽痰多，怕冷，舌苔白腻，脉滑。分析：体征没热象，由于输液太多肺部有积水，为寒痰阻肺。宜：温化寒痰。方：小青龙汤加味。

炙麻黄 6g，法半夏 9g，桂枝 9g，细辛 3g，白芍

9g，五味子 9g，干姜 10g，白芥子 12g，葶苈子 10g，瓜蒌 15g。水煎服，6 剂愈。

用药体会：用本方一定要对上证候，方能随手奏效，千万不能用于热喘，否则无效。

第15章　筋骨痛证

 病案 1　颈椎病

患者李某，女，54 岁。

颈椎骨质增生，曾给按摩理疗，在医院又经药物治疗无缓解，患者面色有点暗淡，舌淡，脉濡。分析：患者有轻度血瘀兼风湿。宜：化瘀祛湿。方：颈椎消痛散。7 剂后患者感觉基本不疼了，又给 7 剂善后。

颈椎消痛散：小白花蛇 4 条，当归、防风、透骨草、土鳖虫、三七、威灵仙、血竭等分，威灵仙用量 2 倍于其他药物，黄酒引。主治颈椎骨质增生。

用药体会：本方疗效较好，一般用 3 个疗程，患者颈椎疼痛基本消失。

病案 2　滑膜炎

患者石某，男，35 岁。

右膝关节肿痛，不能穿衣裤，不能行走，先后到县、市医院治疗 1 个月有余，经过输液、抽水治疗，结果越来越肿大，来找我诊治。

诊脉沉数，舌红苔黄。分析：属于典型的热痹证。宜：清热利湿。方：银翘四妙散。

金银花 30g，连翘 30g，黄柏 15g，苍术 15g，川牛膝 15g，木瓜 15g，防己 30g，全蝎 3g。水煎服 18 剂，外敷加味三黄散。

复诊：肿已消退 2/3，效不更方，将上方给 18 剂愈。

 病案 3　骨裂

患者陈某，男，17 岁，高中学生。

因打架肘关节损伤，X 线片示骨裂，局部肿起，疼痛难忍，用 1 号新伤药。

黄柏 30g，大黄 15g，独活 15g，木香 15g，木通 9g，白芷 15g，延胡索 9g，红花 9g，血竭 9g，川芎

15g，川牛膝 10g，芙蓉叶 6g，海桐皮 9g，打粉加蜜外敷。

用药体会：我用本方治疗跌打损伤 12 例，一般1 周内消肿，2～3 周痊愈，疗效很好。

 病案 4　厥阴头痛

患者蒲某，女，51 岁，瓜州人。

主诉：头顶痛 2 年，伴有恶心，有时呕吐，患者来时用头巾将头包裹着，舌苔白滑腻，脉沉缓。分析：厥阴头痛。宜：温阳散寒。方：当归四逆汤加味。

当归 9g，桂枝 10g，细辛 3g，制附子 9g，干姜12g，川芎 10g。水煎服。

5 剂愈。

 病案 5　偏头痛

患者李某，男，47 岁，西安人。

右侧头痛牵扯右边脸痛，有恶心，先后治 1 个月有余，前来求治。诊其脉弦，舌苔薄白。分析：少阳头痛。宜：和解少阳。方：小柴胡汤加味。

柴胡 9g，黄芩 9g，姜半夏 10g，党参 9g，蔓荆子 15g，生姜 6g。水煎服。

6 剂愈。

 病案 6　后头痛

患者王某，男，52 岁，瓜州人。

主诉：后头痛牵扯后肩背强痛一个半月，自汗，有点怕风，脉浮缓，舌苔薄白。分析：太阳经头痛。宜：辛温解表，调和营卫。方：桂枝汤加味。

桂枝 12g，白芍 9g，细辛 3g，葛根 10g，川芎 9g，生姜 3g，葱白 1 根。水煎服。

7 剂愈。

 病案 7　前额疼痛

患者，赵某，女，41 岁。

主诉：1 个月前因感冒头痛去医院接受静脉输液治疗，连续治疗 5 天后，感冒症状已消，但头痛一直没好，有时恶心，食欲不好，经常爱喝水，舌苔淡红，脉来五指。分析：由于前额痛属阳明胃经。宜：芎芷石膏汤加味。

川芎 9g，白芷 10g，石膏（先煎）10g，菊花 9g，羌活 9g，藁本 10g，黄芩 9g，薄荷 6g，水煎服。

7 剂愈。

用药体会：关于头痛，一定要辨证，辨证正确用药才能有效，我根据不同的头痛部位辨证治疗，效果还是不错的。

 ### 病案 8　痹证手麻

患者李某，女，46 岁，瓜州人。

手麻通腕背连手臂，难受得睡不好觉。分析：属风湿手麻。宜：祛风除湿。方：五物逐痹汤。

当归 12g，白芍 10g，桂枝 10g，秦艽 10g，薏苡仁 12g，桑枝 6g，竹茹 6g，防风 9g，红花 5g，荆芥 6g，续断 12g，生地黄 9g，钩藤 15g，全蝎（另包冲服）2g。水煎服。

服 18 剂愈。

用药体会：本方用 30 多例，仅 1 例高血压手麻无效外，其余一般服 20 多剂药都痊愈。对于特殊病例还是要随症加减。

病案 9　牙痛

患者陈某，女，38 岁，西安人。

来诊时手捧着脸在屋子里转圈，右上边牙痛有 1 个月余，局部不肿，去打了几天吊瓶没起作用，来求诊。我看了一下手诊：在口腔区颜色呈浅白色，舌淡，脉细。分析：右上三牙属大肠经。宜：清热祛风。方：生地防风汤。

生地黄 9g，防风 9g，荆芥 6g，石膏 10g，青皮 9g，牡丹皮 9g，枳壳 10g，当归 10g，茯苓 9g，粳米 15g，水煎服。大黄 9g，另泡服。

6 剂愈。

第16章 神经系统疾病

 病案1 面神经麻痹

患者李某，男，48岁。来诊时口歪向一侧，眼不能闭合，喝水发呛，本人说用针灸治了半个月无效。诊脉：脉浮弦，舌苔淡白。分析：脉浮弦是外风引动肝风。宜：平肝息风。方：天麻钩藤饮加减。

天麻20g，钩藤18g，胆南星6g，僵蚕6g，全蝎（分2次冲服）2g，防风9g，白附子6g，当归10g，川芎10g，炒酸枣仁15g，葛根9g，丹参12g。水煎服。

用药体会：本方用7剂后，喝水不呛，口眼略歪，效不更方继续给7剂，服后痊愈。

 病案2 饮酒癫痫

患者成某，男，5岁，新场乡人。在1973年，放学回家喝红酒约3两，睡觉约3小时后醒来，即抽搐不止，用苯巴比妥镇静，无效，后送陕西医学院，诊断为癫痫，无法治愈，回家静养。

后其父于我处求诊。我观患儿发病时抽搐不止，停止后疲乏即睡，因诸暴强直皆属于风，诸风掉眩皆属于肝。分析：红酒是诱因，引起肝风内动。宜：镇肝息风化痰。方：癫痫 1 号方。

天麻 6g，川贝母 9g，胆南星 9g，法半夏 6g，陈皮 9g，茯神 9g，丹参 9g，麦冬 15g，建菖蒲 9g，远志 9g，僵蚕 9g，全蝎 9g，琥珀（冲服）2g，红参 9g，葛根 9g，甘草 3g。竹沥姜汁引，水煎服。

5 剂后，抽搐次数减少至半个月 1 次。

二诊：患儿精神好转，后用天麻 9g，川贝母 9g，胆南星 9g，姜半夏 9g，陈皮 9g，茯神 9g，麦冬 9g，丹参 9g，建菖蒲 9g，远志 9g，僵蚕 9g，全蝎 9g，琥珀（冲服）2g，红参 9g，黄连 6g，天竺黄 4g，羚羊角 3g，朱砂（冲服）1g，葛根 9g，甘草 6g，大黄（泡服）9g，竹沥姜汁引。10 剂，水煎服。

三诊：抽搐明显减少，小孩精神大有好转，20 多天发作 1 次，效不更方，继续将上方进 10 剂。

四诊：1 个月未见抽搐，为防止复发，再给 10 剂。

用药体会：本方服用 35 剂，不再抽搐，随访 5

年，未见复发。

 病案3　脑梗死

患者杨某，男，50岁，西安人。面色青白，胸闷，偶尔有胸痛，舌质呈浅紫色，脉涩，手诊脑区有一菜籽大黄白相兼的小点，脑血流图结果提示：脑梗死。分析：既有脑梗死，又有轻度心肌梗死。宜：活血化瘀。方：血府逐瘀汤加味。

生地黄9g，红花6g，当归10g，赤芍9g，桃仁6g，柴胡6g，川芎10g，丹参30g，水蛭3g，川楝子9g，延胡索10g，香附9g，郁金9g。水煎服。

7剂后面部症状改善，但面部发青还没完全改善。效不更方又将原方进6剂痊愈。

用药体会：用本方既治心肌梗死，又治脑梗死，因这种梗死病并不是单一的，因血液黏稠度增高，既有心肌梗死又有脑梗死的发生，所以在治心肌梗死时一定要兼顾到脑梗死，并随症加减。

 病案4　视神经萎缩

患者王某，43岁，中学校长。双眼开始视物模糊不清，继而在距离 10 米左右的人都看不清了，近乎要失明的状态，在乌鲁木齐人民医院做眼底检查：视神经萎缩。查体：舌红少苔，脉细，晚间有口干，双眼无红肿，10 米以外的人都辨认不清。分析：为肝肾阴虚。宜：滋补肝肾。方：杞菊地黄加味。

枸杞 15g，菊花 9g，熟地黄 30g，山茱萸 18g，泽泻 9g，牡丹皮 9g，炒山药 10g，茯苓 12g，密蒙花 15g，青葙子 10g。水煎服，先服 20 剂。

二诊：略有好转，效不更方，将原方再进 20 剂，服后 10 米左右的人基本上能认得。

三诊：舌苔淡红，脉细，脉来五至，仍将原方进 20 剂，10 米以外的人基本上能认清楚。

四诊：将原方又进 40 剂药，视力与原来视力略有差距，基本无碍。

用药体会：关于眼底疾病，我认为必须补益肝肾，要趁早辨证治疗，辨证正确，药方一定要正确，药方千万不能乱加药，加什么药一定要有充分理由，方可收到很好的疗效。

第17章　皮肤病

 病案 1　痤疮

痤疮是面部皮肤一种丘疹，又称粉刺，并有脓疱、结节、囊肿、瘢痕等多种表现。多为肝火旺盛，用丹芩汤。

患者张某，男，22 岁。

面部起满粉刺，甚至肩背部均有，舌尖红少苔，脉弦数。宜：清热利湿。方：丹芩汤加龙胆草 10g，丹参 12g，黄芩 12g，白花蛇舌草 12g，金银花 10g，连翘 12g，紫花地丁 12g，野菊花 10g，泽泻 15g，生甘草 10g，7 剂。

二诊：面部已不再长，肩背部疹子颜色已变暗，脉弦细，舌红继服上方 6 剂。

三诊：面部消退，肩背部已消退，脉弦细，舌淡红，原将上方进 7 剂。面部肩背已没有，舌苔脉搏基本正常。

用药体会：6 人使用此方其中 1 人无效，其余 5 人均痊愈。用方一定要随症加减。

 病案 2　乳腺炎

患者马某，女，25 岁，西安人。

产后半个月乳腺肿痛，乳房内有大片结块，兼有发热疼痛，手诊时发现在乳腺区有一片沙粒状红色小点，较浮浅。

初步诊断为乳腺炎。宜：消肿散结。方：神效瓜蒌散。

瓜蒌 18g，白芷 9g，玄参 9g，川芎 10g，当归 12g，桔梗 9g，连翘 20g，柴胡 9g，青皮 9g，天花粉 15g，穿山甲 6g，知母 9g，木通 6g，木鳖 6g，延胡索 10g，香附 9g，郁金 9g，金银花 20g。

外用加味三黄散：黄连 30g，黄柏 50g，大黄 30g，红花 30g，白及 30g，天花粉 50g，木鳖子 10g，乳香 30g，没药 30g，姜黄 50g，血竭（打粉蜜调外敷）30g。连用 1 周为 1 个疗程。4 天痊愈。

用药体会：用本方内服加外用，疗效非常好，一般 5 天内痊愈。

 病案 3　面部湿疹

患者王某，女，55 岁，新场乡人。

面部轰热、瘙痒，起小水疱，舌苔白腻，脉沉细。宜：利湿解毒。方：四物消风散加减。

当归 12g，川芎 12g，生地黄 10g，赤芍 9g，苍术 15g，黄柏 10g，荆芥 6g，薄荷 6g，姜虫 6g，防风 9g，羌活 6g，蝉蜕 9g，藁本 9g，连翘 15g，地肤子 12g，蛇床子 9g。

用药体会：我用本方治疗面部湿疹多例患者疗效较好，但要随症加减。

经验撷菁

第18章 风湿、类风湿诊治与乌头的适用指征

风湿与类风湿的起因均与受凉、经常碰冷水有很大关系。一般经常使用冷水，或四肢长时间受冷风吹，这种情况当时不发病，一般2～3年以后才发病，所以相当难治，这种病一般分为湿热型与寒湿型两种。

一、寒湿型

临床表现：患者出现极度怕冷，舌质淡，苔白厚腻，天冷时疼痛加剧，天热时稍缓解。分析：苔白厚腻，是以寒湿为主。方：麻黄附子细辛汤加味（麻黄、附子、细辛、制川乌、草乌、牛膝、木瓜）。

患者文某，男，48岁，瓜州人。

胯关节常年疼痛，极度怕冷，舌质淡，苔薄白，

脉沉迟。夏日早上因冷无法干活，直至中午才能下地干活。胯部被炕烫伤都不知疼痛，跑遍多家医院治疗均无效。我处方：麻黄细辛汤加味。

麻黄 6g，细辛 3g，制川乌（先煎半小时）30g，制草乌（先煎半小时）30g，桂枝 10g，川牛膝 10g，木瓜 10g，秦艽 10g，生姜 30g。开水煎服 2 剂后，患者胯部皮肤基本上恢复知觉，胯关节基本上不痛了。一般寒痹证药用正确见效快，但一定要对准证。

用药体会：这个方在应用时要注意适应证与川乌、草乌的用量，否则易引起乌头碱中毒，如病情需要乌头碱时，则不会中毒，如出现舌尖红，千万不能用川乌、草乌，否则用 10g 都会中毒。

二、湿热型

临床表现：出现手肘关节、腿关节肿痛，舌红苔腻，脉沉数或浮数。宜：清热利湿。方：银翘四妙汤（金银花 30g，连翘 30g，黄柏 15g，川牛膝 15g，苍术 15g，木瓜 15g，防己 30g。水煎分早晚 2 次服，全蝎 3g 研细分 2 次冲服）。

患者李某，男，58 岁，西安人，保洁员。

来诊时左膝关节肿大，穿脱裤子非常困难，在西京医院治疗 1 个月有余，诊断为滑囊炎、关节腔积液，包括输液抽水无效。我先开上方给 7 剂（包括外敷药），7 天后来复诊，肿已消除 1/2，自己可以行走，后又将本方给 7 剂。

三诊：肿已消 2/3，又将上方给 10 剂。

四诊：肿全部消完，后将本方打粉服用每次 6g，每天 2 次，但全蝎含量每次服用必须是 1～2g，以善其后。主要是全蝎含毒蛋白，容易中毒，用量不宜过大。

【失败病案 1】 1976 年左右，我妻子足跟痛，我让我中医老师的老师看诊，所开的麻黄附子细辛汤，由于川乌、草乌各 30g，用量过大，服后半小时中毒，当时舌根发硬，不能说话，心悸心慌，躁动不安，非常危急。急忙抢救，整整 43 天才恢复健康。

病案分析：后来我分析，关键是她没有寒痹的症状，而且舌尖红，有热象，开药时有点疏忽，我又是初学中医没经验，对药理又不熟，才造成此事故，所以建议同行或读者用川乌、草乌时一定要慎之又慎，切不可大意。

【失败病案2】　2008年，我在县城门诊部上班时，来了一位女性龚某，28岁，主诉：手足关节痛，有时发肿疼痛，我考虑风湿病，当时按热痹证处理，给银翘四妙汤加全蝎，当时处方是我签的医师名。后由于和另一位医生在同桌坐诊，他是诊所负责人，为了尊重人家，我向其征求意见，共同会诊，结果他坚决要用全蝎、川乌、草乌。他说：他给他姑娘治风湿，都吃掉了几公斤的川乌、草乌和全蝎。我说：热痹证用川乌、草乌有点不合适。他又说：要想治好风湿病，这三种药必须用。我问：中毒怎么办？他说：他姑娘用川乌、草乌各20g，她怎么不中毒？

我也就勉强加上川乌、草乌各10g，全蝎（冲服）2g。并要求先煎川乌、草乌半小时，患者回去自己煎，时间也没煎够，结果服上便中毒，不太严重，送县医院治疗，我给那位医生说了此事，他不吭声，结果费用单位承担了。

第19章　肝炎、胆囊炎、胆结石证治探讨

一、肝炎

我们都知道肝与胆相表里，就说明了肝与胆关系的紧密性。最常见的肝病是肝炎，先谈黄疸性肝炎。

本病一般有厌油，消化不良，呕吐，胃痛，肝脾肿大，先巩膜黄染，继而全身黄染等临床表现。在临床上分为湿滞脾胃型、寒湿困脾型、肝郁气滞型、肝肾阴虚型、脾虚肝郁型。

（一）寒湿困脾型

患者略有发冷，舌质淡，苔薄白，肝大，呕吐，厌油，不思饮食，巩膜及全身黄染。处方：茵陈术附汤加味。

茵陈 40g，白术 9g，制附子 9g，川楝子 9g，延胡索 9g，香附 9g，郁金 9g，炒山楂 10g，炒麦芽

30g，鸡内金 30g，水煎服。

（二）湿滞脾胃型

患者全身黄染，厌油，呕吐，胃痛，消化不良，肝脾肿大，舌苔白厚腻。处方：茵陈四苓汤加味。

茵陈 40g，猪苓 10g，泽泻 12g，生白术 6g，川楝子 9g，延胡索 10g，香附 9g，郁金 9g，藿香 15g，白豆蔻 12g，炒山楂 30g，炒神曲 10g，炒麦芽 30g，生鸡内金 30g，水煎服。

（三）肝郁气滞型

黄疸消退，有肋痛，肝脾肿大，消化差，厌油。处方：逍遥散加减。

当归 10g，白芍 12g，柴胡 9g，厚朴 10g，茯苓 10g，生白术 6g，川楝子 9g，延胡索 10g，香附 9g，郁金 9g，炒山楂 30g，生鸡内金 30g，炒神曲 10g，炒麦芽 30g，水煎服。

（四）肝肾阴虚型

肝脾略有肿大，口干，舌红无苔，脉细数或弦数。处方：杞菊地黄汤。

生地黄 9g，山茱萸 9g，茯苓 10g，生山药 10g，泽泻 10g，牡丹皮 10g，枸杞 10g，菊花 9g，川楝子 9g，延胡索 10g，香附 9g，郁金 9g，炒三仙各 20g，生鸡内金 15g，水煎服。

（五）脾虚肝郁型

四肢疲乏无力，但有时有肋胀，消化不好，叹息，脉沉而无力，舌淡白。

用药体会：关于此类肝炎患者，我曾经治疗 400 多人，一般都在 3 个月内治愈，没有复发，但如有急性重型肝炎，可配西药，用 10% 糖水加入 2 支 50% 高糖，并加入适量的维生素 C，静脉滴注，每日 1 次，连用 1 周，效果很好。

再谈乙肝，乙肝患者的临床表现：一般肝不肿大，无特殊症状，患者只有腹胀，消化不良，偶有脾大，一般采用舒肝解郁法，用逍遥散加味。

当归 12g，白芍 10g，柴胡 9g，厚朴 10g，川楝子 9g，延胡索 10g，香附 9g，郁金 9g，鸡内金 30g，焦三仙各 20g，丹参 15g，水煎服。一般服 100～200

剂后，摸肋缘下肝脏柔软，不大，无临床症状，肝功能正常。

肝肾阴虚型的乙肝患者临床症状：口干舌红无苔，脉细数或弦数。处方：杞菊地黄汤。

生地黄 9g，山茱萸 9g，茯苓 10g，生山药 10g，泽泻 10g，牡丹皮 10g，枸杞 10g，菊花 9g，川楝子 9g，延胡索 10g，香附 9g，郁金 9g，炒三仙各 20g，生鸡内金 15g，水煎服。

用药体会：我曾临床治愈 50 多人，随访 5 年未见复发。对于肝病患者一定要辨证治疗，决不能生搬硬套。

二、胆囊炎

胆囊炎大致可分为湿滞脾胃型、脾虚肝郁型、肝郁气滞型、肝肾阴虚型（本型不多见）。治疗方法与治疗黄疸性肝炎方法相同，可参考上述方药。我治疗过 200 多人，疗效很好，但疗程较长，一般需要半年或 1 年的时间。

三、胆结石

一般以胆区疼痛，可放射至肩胛骨一带，伴有消化不良，口苦，舌苔白厚腻，脉弦，一般生命线和智能线多呈浅黄色。多见湿滞脾胃型、肝郁气滞型。

湿滞脾胃型用茵陈四苓散加川楝子、延胡索、香附、郁金、小金钱草各 30g，鸡内金 50g，生山楂 30g，神曲 10g，炒麦芽 30g，水煎服。1 个月为 1 个疗程。肝郁气滞型主要为胃胀，口苦，肋胁疼痛，舌质红，苔薄白，脉弦。处方：逍遥散加川楝子 9g，延胡索 10g，香附 9g，郁金 9g，炒山楂 30g，炒麦芽 30g，生鸡内金 50g，小金钱草 30g，神曲 10g，厚朴 10g，水煎服，1 个月为 1 个疗程。

用药体会：我认为肝与胆相表里，所以我治疗胆囊疾病同用治疗肝病的方法来治疗，疗效非常好，读者不妨一试。一般脾虚肝郁者用六君子汤加川楝子、延胡索、香附、郁金、焦三仙；肝肾阴虚者用杞菊地黄汤加川楝子、延胡索、香附、郁金、焦三仙。

第 20 章　浅谈感冒的六经证治

在临床上感冒分为伤寒感冒、伤风感冒、风热感冒，从传播途径上讲，伤寒感冒是寒邪由皮毛而入，风热感冒是由口鼻而入，伤风感冒是由气候由热而突然下几天雨转凉伤风而引起。

伤寒感冒必须依六经为辨证依据来进行治疗，为了让大家能了解，不谈兼证，浅谈六经即太阳、少阳、阳明、太阴、少阴、厥阴。

一、太阳证

太阳证又分为表实证、表虚证。

表实证：头痛，恶寒，项强腰痛，骨节烦痛，体温一般 35.5℃左右，无汗，脉浮紧。宜：辛温解表。

方：麻黄汤加味（麻黄、桂枝、杏仁、葛根、甘草）。

表虚证：恶风，项强，自汗，脉浮缓。宜：解肌祛风。方：桂枝汤加味（桂枝、白芍、黄芪、防风、白术、甘草）。

二、少阳证

临床表现：寒热往来，耳聋肋痛，口苦喜呕，脉浮弦，舌苔薄白。宜：和解少阳。方：小柴胡汤（柴胡、党参、黄芩、姜半夏、甘草、生姜、大枣）。

三、阳明证

阳明证分为阳明经证和阳明腑实证。

临床表现：身大热，汗大出，口大渴，脉洪大，不恶寒，反恶热，舌赤。方：银翘白虎汤（金银花、连翘、牛蒡子、桔梗、石膏、知母、黄连、甘草）。

阳明腑实证：心烦渴饮，潮热谵语，腹满拒按，大便秘结，绕脐疼痛，脉洪大或沉实，舌赤苔黄燥。宜：清热通便。方：大承气汤加味（大黄、枳实、厚朴、芒硝），热重可配银翘白虎汤。

四、太阴证

临床表现：腹满而吐，食不下，时腹自痛，自利不止，舌苔淡白而润，脉濡缓。宜：温中散寒。方：附子理中汤（党参、焦术、茯苓、肉桂、制附子），可适当加入砂仁、鸡内金。

五、厥阴证

临床表现：四肢厥冷，气上冲心，心中疼热，饥不饮食，食则吐蚘，脉微欲绝。宜：清上温下。方：乌梅汤（乌梅、黄连、干姜、桂枝、党参、细辛、当归、黄柏、川椒、制附子），如大便不通用大承气汤下之。或用四逆汤（制附子、干姜、甘草）回阳救逆。

六、少阴证

寒化证临床表现：无热，恶寒，心烦，吐利，小便清长，四肢厥冷，脉沉微细，舌质胖嫩而滑。宜：温中散寒。方：附子理中汤（见太阴证）。

热化证临床表现：口渴，咽干，下利清水，脉沉而细数，舌质红绛而干。宜：交通心肾，清热泻火。方：黄连阿胶汤［黄连、阿胶（烊化）、白芍、鸡子黄、黄芩，水煎取汁将鸡子黄搅拌药汁内服用］。

以上谈的是六经最基本病症与表现，还有很多兼证，读者想深钻可学《伤寒论讲义》。

第 21 章　温病证治

温病包括湿温、温毒、温疫，治疗温病要以卫、气、营、血的原则来辨证施治。

一、卫分证

以热为主，发热，微恶风寒，头身疼痛，无汗口微渴，干咳嗽，脉浮数，咽干，咽痛。宜：辛凉解表，清热解毒。方：银翘散为主（金银花、连翘、牛膝、桔梗、薄荷、芦根、荆芥、淡豆豉、竹叶），口渴加天花粉，咳嗽加苦杏仁，咽痛加马勃、玄参，胸闷加郁金、藿香，气粗似喘加石膏、知母，潮热加生地黄、麦冬，手足心热加牡丹皮。

以咳为主，宜：疏风解表止咳。方：桑菊饮为主（桔梗、连翘、苦杏仁、甘草、薄荷、芦根），热重可加金银花、石膏，咳重可加瓜蒌。

二、气分证

临床表现：身大热，口大渴，汗大出，脉洪大滑数，面红目赤，小便黄赤，舌苔黄而干，咳嗽黄痰，或有痰中带血。

（一）热壅于肺

临床表现：发热，咳嗽黄痰，或痰中带血。宜：清肺止咳。方：麻杏石甘汤加味（麻黄、苦杏仁、石膏、甘草、芦根、瓜蒌、桑白皮、还魂草、天竺黄）。

（二）热结肠胃

临床表现：身大热，汗大出，口大渴，脉洪大。宜：清热生津。方：银翘白虎汤加味（金银花、连翘、石膏、知母、桔梗、黄连、黄芩），药物加减同卫分证。

如大便干结，腹痛拒按。宜：清热通便。方：白虎汤加大承气汤加味（石膏、知母、大黄、枳实、厚朴、芒硝、麦冬）。

三、营分证

临床表现：心烦不寐，入夜热甚，有时谵语，舌质红绛舌苔干燥，或神志昏迷，脉细数。宜：清营泻热。方：清营汤加减［犀角（牛角）、生地黄、玄参、竹叶、金银花、黄连］，或轻者用至宝丹，重者四肢抽搐、昏迷不醒，用安宫牛黄丸，二便不通用紫雪丹。

至宝丹：犀角（牛角）、玳瑁、朱砂、雄黄、牛黄、冰片、安息香、金箔、银箔。

安宫牛黄丸：牛黄、郁金、犀角（牛角）、黄芩、黄连、雄黄、栀子、朱砂、冰片、麝香、珍珠、金箔。

紫雪丹：朱砂、丁香、石膏、寒水石、磁石、滑石、犀角（牛角）、羚羊角、木香、沉香、玄参、升麻、朴硝。

四、血分证

临床表现：吐血、衄血、咯血、尿血、便血、斑疹、躁扰不安、发狂、谵语、舌质深红绛。宜：凉血解毒。方：西犀白虎汤加味 [犀角（牛角）、生地黄、牡丹皮、白芍、石膏、知母、黄连、金银花、连翘、白茅根]，如不解则用三黄解毒汤（黄连、黄芩、黄柏、红花、木香、大黄、生地黄、甘草）。

用药体会：病情到此种程度，我只见过 1 例流行性乙型脑炎，符合本症状，人已循衣摸床，昏迷不醒，先后用过安宫牛黄丸、紫雪丹，按照西医说法本病属病毒感染，用静脉给磺胺嘧啶、氢化可的松，也没多大作用，后来留下了耳聋后遗症，后来只是用中药治疗的。

五、湿温证

湿温证常见湿重于热、热重于湿两类。

（一）湿重于热

临床表现：床身热不扬，倦怠思卧，胸闷腹胀，不思饮食，舌苔白腻，脉缓。宜：清热利湿。方：三仁汤加减（苦杏仁、白豆蔻、薏苡仁、厚朴、半夏、通草、滑石、竹叶）。

（二）热重于湿

临床表现：身热口渴，干呕，口渴喜饮，汗多，胸膈痞闷，尿赤，大便秘结，下利，舌苔黄燥，或黄厚腻，舌苔红绛，脉细数。宜：辛开苦降。方：三仁汤加黄芩、黄连。如出现表证，宜：清热解毒利湿。方：银翘散加滑石、通草、薏苡仁。

六、温燥证

临床表现：有轻重之分，轻者头痛发热，干咳无痰或少痰，鼻干，咽干，口唇干燥，舌苔白干边尖红脉浮数。宜：辛凉甘润。方：桑菊饮加减，加川贝母、焦栀子。

热重证　身大热，咽干疼痛，胸闷腹胀，心烦渴饮，鼻衄，咯血，舌苔白燥或黄燥，脉弦数。宜：清燥养阴。方：清燥救肺汤加减（桑叶、石膏、苦杏仁、甘草、麦冬、人参、阿胶、胡麻仁、炙枇杷叶、麻仁、生地黄、川贝母、冬瓜仁）。

七、温毒证

临床表现：耳下肿块，咽痛，发热微恶寒，舌苔薄白，脉浮数，重者有口渴，身体疼痛，舌苔黄舌质红，脉象弦数或浮数。宜：清热解毒。方：普济消毒饮去黄芩、黄连、升麻、柴胡，外用加味三黄散外敷。

若见潮热自汗，气逆干呕，食少乏力，睡眠不安，宜清热和胃，生津养阴，竹叶石膏汤加减，咳加苦杏仁、桔梗，手足心热加生地黄、牡丹皮。

若心烦不寐，入夜热甚，有时谵语，舌质红绛舌苔干燥，或神志昏迷，脉细数。宜：清营泻热。方：清营汤加减 [犀角（牛角）、生地黄、玄参、竹叶、金银花、黄连]。

用药体会：我在治疗感冒病基本上都是按照以上介绍的方法辨证施治的，由于在实践中伤寒病不多见，我也写得比较简单。温病较多见，在治疗温热病的时候，由于现在西医液体用的较普遍，中药疗效打折扣，所以在治疗感冒过程中，前三天只用中药，后三天必须加服西药抗生素，不然开始疗效好，越喝药越没效了。因为风热感冒太普遍，经常碰上，我就不举例了。

第22章　妇科常见病证治

一、乳腺增生

乳腺增生与肝气不舒有直接关系，往往长期不治，很多患者发展为乳腺纤维瘤，就不容易治了，一般在临床上可分为肝气郁结型、湿滞脾胃型和脾虚肝郁型。

（一）肝郁气滞型

临床表现：肋胁胀痛，消化不良，乳房内有肿块，但肿块不硬，口苦，舌质红，脉沉而无力。宜：疏肝解郁。方：逍遥散加味（当归 12g，白芍 12g，柴胡 9g，茯苓 10g，生白术 6g，厚朴 12g，炒川楝子 9g，醋延胡索 10g，醋香附 9g，郁金 9g，浙贝母 12g，三棱 5g，昆布 12g，海藻 12g，水煎服）。

（二）湿滞脾胃型

临床表现：肋胁胀痛，消化不良，乳房内有肿块，舌苔白而厚腻，口苦，脉弦。宜：疏肝解郁利湿。方：茵陈五苓散加味（猪苓 10g，泽泻 12g，茯苓 10g，生白术 6g，茵陈 30g，川楝子 9g，延胡索 10g，香附 9g，郁金 9g，藿香 15g，生鸡内金 30g，生山楂 15g，炒麦芽 30g，浙贝母 10g，鳖甲 15g，昆布 15g，海藻 15g，水煎服）。

（三）脾虚肝郁型

临床表现：四肢疲乏无力，肋胁胀痛，消化不良，口苦，舌苔淡嫩，脉沉而无力。宜：健脾解郁。方：四君子汤加味（党参 9g，生白术 6g，茯苓 12g，炒川楝子 9g，延胡索 10g，香附 9g，郁金 9g，生鸡内金 30g，炒山楂 20g，炒麦芽 20g，茵陈 20g，青皮 10g，鳖甲 20g，水煎服），可适当加山慈菇、浙贝母。

外敷药：丹红散。红花 30g，丹参 30g，水蛭 50g，冰片 20g，乳香 30g，没药 30g，血竭 30g，桃仁 30g，三棱 30g，莪术 30g，浙贝母 30g，山慈菇

30g，打粉加蜜调和外敷。

病案1 吴某，女，37 岁，瓜州人。

主诉：双乳腺胀痛，消化不好，经常口苦。就诊时带了一张县医院彩超报告单，示双侧乳腺增生。患者脉弦滑，舌尖红，苔白腻，我手诊时发现乳腺部位有粟米大小红点，而且较深。

分析：由于肝郁导致湿滞脾胃。宜：舒肝解郁利湿。方：茵陈四苓汤加味。

茵陈 30g，猪苓 10g，泽泻 15g，茯苓 12g，生白术 6g，川楝子 9g，延胡索 10g，香附 9g，郁金 9g，藿香 18g，生鸡内金 30g，炒山楂 20g，炒麦芽 30g，鳖甲 20g，莪术 5g，青皮 10g，浙贝母 12g。连服 7 剂，外用丹红散加蜂蜜外敷。

二诊：口苦减轻一些，乳房胀痛减轻，消化好了，舌腻苔稍薄了一些，效不更方，将上方再进 7 剂。

三诊：舌苔已不腻，口已不苦，乳房里结块分开成多个小块，由于舌苔已不腻，后用舒肝解郁，方用逍遥散加减。

当归 12g，白芍 12g，茯苓 12g，生白术 6g，川楝子 9g，延胡索 10g，香附 9g，郁金 9g，浙贝母

12g，鳖甲 15g，昆布 10g，三棱 3g，7 剂水煎服。

四诊：乳房不胀痛，乳房里还有 2 个小块，舌苔脉搏正常，继上方再进 6 剂。外敷药继续。

五诊：患者舌苔脉搏正常，乳房里小块没有了，基本痊愈，再给 4 剂药以善其后。

病案 2 张某，23 岁，未婚，西安人。

主诉：胃胀，肋痛，乳房也痛，疲乏，时有叹息。手诊时发现乳腺部位有比粟米稍大一点小红点。检查发现，满乳房里有数个结块，质地软，彩超报告双乳腺增生，脉弦滑，舌淡红。

分析：此患者为典型的肝郁气滞型。宜：舒肝解郁散结。方：逍遥散加味。

当归 12g，白芍 12g，茯苓 10g，生白术 6g，川楝子 9g，延胡索 10g，香附 9g，郁金 9g，浙贝母 12g，三棱 3g，鳖甲 20g，青皮 10g，生鸡内金 30g，生山楂 30g，连服 7 剂。外用丹红散外敷。

二诊：胃不胀，肋胀痛好转，乳房胀痛减轻，效不更方，原将上方进 7 剂，外敷丹红散。

三诊：乳房里结块减少一半，并且结块变小，舌苔基本正常，脉弦细，原将上方进 7 剂。

四诊：不叹息，肋痛消失，乳房结块还有李核大 3 个，脉沉细，原将上方进 7 剂，用丹红散外敷痊愈。

二、带下病

带下病按西医的说法，一般分为滴虫性阴道炎，霉菌性阴道炎、白色念珠性阴道炎、中医分为白带、黄带、青带、赤带、黑带几种。

（一）白带

白带常见脾虚、肾虚、湿热三种。

1. 脾虚型

临床表现：带下色白如涕，无臭味，面色无华，四肢不温，神疲乏力，纳少便溏，舌苔淡而白腻，脉缓弱。宜：健脾益气，除湿止带。方：完带汤加减（白术、山药、人参、白芍、车前子、苍术、甘草、陈皮、荆芥穗、柴胡）。

病案　刘某，女，38 岁，瓜州人。

主诉：四肢疲乏 2 个月余，近日加重，有白带，质稀淡，食欲不好，面部㿠白，脉沉细，舌质淡腻。

分析：属脾虚带下。宜：健脾、益气、祛湿。方：完带汤加味。

红参 10g，焦术 9g，山药 10g，酒芍 10g，车前子 10g，苍术 9g，陈皮 9g，荆芥穗炭 12g，炙黄芪 15g，椿根皮 12g，7 剂。

二诊：白带减少，疲乏已减轻，效不更方，将上方再进 10 剂。

三诊：白带已无，人不疲乏，舌苔已正常，诊脉平和，再将上方给 5 剂，以善其后。

2. 肾虚型

肾阳虚临床表现：带下量多，淋漓不断，清稀如水，腰部酸痛，小腹冷感，小便频数，舌苔淡，脉沉迟，宜：温补肾阳，方：右归丸加减（鹿茸、菟丝子、蒺藜、黄芪、肉桂、桑螵蛸、肉苁蓉、附子）。

肾阴虚（多见老年性阴道炎）临床表现：带下色黄如血样，阴部瘙痒或干涩，灼热，五心烦热，耳鸣，舌红少苔，脉细数。宜：滋养肾阴。方：左归丸加减（熟地黄、山药、山茱萸、菟丝子、枸杞、川牛膝、鹿角胶、龟甲胶）。

病案 李某，女，68 岁，瓜州人。

阴道干涩，白带色黄如血样，五心烦热，淋漓不断，舌红少苔，脉细数。

分析：肝肾阴虚。宜：滋补肝肾。方：左归丸加杞菊地黄汤。

生地黄 10g，山药 9g，山茱萸 10g，枸杞 12g，龟甲 12g，茯苓 10g，菊花 9g，知母 9g，荆芥穗炭 12g，7 剂。

二诊：阴道干涩减轻，手足烦热稍减轻，舌苔如前，脉来五指，将前方再进 7 剂。

三诊：白带已无，手足心已不发热，舌红少苔，脉搏基本正常，再将前方进 5 剂，以善后。

3. 湿热带下型

临床表现：带下量多，色黄如脓或赤白相兼，黏稠秽臭，或如米泔水呈泡沫状，阴部瘙痒灼热，小便短赤，舌苔黄腻，脉滑数。宜：清热解毒、利湿止带。方：止带方加减（猪苓、茯苓、泽泻、车前子、茵陈、赤芍、牡丹皮、黄柏、栀子、川牛膝、土茯苓、白鲜皮、苦参）。

病案　云某，女，35 岁，西安人。

主诉：白带如凝乳状，赤白相兼，有臭味，瘙痒，外阴有小疹子，舌苔黄腻，脉弦数。

分析：湿毒（滴虫性阴道炎）。宜：清热利湿解毒。方：止带方。

猪苓 10g，泽泻 12g，茯苓 12g，车前子 12g，茵陈 18g，赤芍 9g，牡丹皮 9g，黄柏 12g，栀子 10g，土茯苓 10g，白鲜皮 9g，苦参 9g，12 剂。

另：蛇床子 30g，白鲜皮 15g，地肤子 15g，苦参 15g，黄柏 12g。水煎外洗，每日 1 次，洗后放甲硝唑片 2 片，连用 15 日。

二诊：白带很少，但已不痒，舌苔正常，诊脉已不数，仍将上方再服 5 剂，外用药继用 5 天，症状消失。

用药体会：对准症候，疗效还是很好的。

（二）黄带

黄带证治同下述霉菌性阴道炎。

（三）青带

临床表现：带下色青如绿豆汁，黏稠不断，腥臭，为肝经之湿热。宜：舒肝清热。方：加减逍遥散

（茯苓、酒芍、柴胡、茵陈、陈皮、栀子、甘草）。

病案　陈某，女，55 岁，新场乡人。

主诉：带下有半年，如绿豆水，有臭味，下腹有时有轻微疼痛，妇科检查结果：宫颈癌中期。脉沉弦，舌红少苔。

分析：肝经湿热。方：逍遥散加减（茯苓、酒芍、柴胡、茵陈、陈皮、栀子、荆芥穗炭、甘草、川楝子、延胡索），7 剂。

二诊：白带减少，下腹已无痛感，脉与舌苔无太大变化，继将上方进 6 剂，暂时得到了缓解。

（四）赤带

临床表现：带下色红似血非血，淋漓不断。宜：清热利湿。方：清肝止淋汤（酒当归、酒地黄、醋白芍、阿胶、牡丹皮、黄柏、牛膝、香附、大枣、小黑豆）。

因这种病例太多，也不难治，不多举例。

（五）黑带

临床表现：带下如黑豆汁，其腥臭，为火热之极（这种情况多见于宫颈癌中晚期），一般药方没有多大作用，利火汤可作为参考，组成：大黄、焦术、茯苓、酒车前子、王不留行、黄连、焦栀子、知母、刘寄奴。

附：阴道炎中西结合论治

1.滴虫性阴道炎

临床表现：白带呈凝乳状、色白有臭味、阴道内奇痒。

西药：甲硝唑，每晚1片，纳阴，10天为1个疗程。

中医治疗宜清热利湿杀虫，内服萆薢渗湿汤（萆薢、黄柏、薏苡仁、苍术、土茯苓、牡丹皮、泽泻、通草、滑石，加鹤虱、白鲜皮、芜荑、知母）。苦参、黄柏、苍术、白鲜皮、苦参煎水外洗。此病患者颇多，易治。

2.霉菌性阴道炎

临床表现：白带呈灰黄色，泡沫状清稀量多，浓如茶汁，阴道干涩灼热。

西药：制霉菌素片或灰黄霉素片纳阴，亦可口服每日1～2次。

中医学认为此病属任脉湿热。宜：健脾利湿。方：

易黄汤加减（生山药、生芡实、车前子、黄柏、苍术、白果），有热加连翘、紫花地丁、蒲公英，腥臭味重加土茯苓。

3. 白色念珠菌性阴道炎

临床表现：带下清稀量多、白色清稀无味。

西药：增效联磺片每次 2 片，每天 3 次，每晚放 2 片。

中医治疗宜：健脾止带。方：完带汤加减（党参、陈皮、柴胡、荆芥炭、车前子、苍术），气虚加黄芪，血虚加当归，食少便溏加扁豆、薏苡仁，滑脱不固子宫脱垂加金樱子、芡实、龙骨、牡蛎。

治疗体会：一般通过详细的辨证治疗，疗效还是挺好的，除有其他复杂病症外，通过治疗，很快就会痊愈。

三、月经病

（一）月经先期

一般常见血热、气虚、肝郁化热三种类型。月经病有一段口诀记述于此，供大家参考。

一月一行为经信，或前或后要留心。

先期而来为血热，后期而来是寒经。

经来疼痛为气滞，经后而痛气质虚。

其色黑者多寒热，淡自而来为血虚。

烟尘黄水血不足，紫色若来风邪浸。

若是产后宜禁忌，若有生气血必停。

走于腰膝多疼痛，散在四肢则不仁。

停于血海生寒热，逆口冲心患战惊。

1. 血热先期

临床表现：月经先期量多，色紫黏稠，心胸烦痛，舌苔薄黄，脉滑数有力为实热。宜：清热凉血。方：清经汤加减（牡丹皮、地骨皮、白芍、生地黄、茯苓、黄柏、青蒿），经量多数日不减可加阿胶、茜草炭、地榆炭。

病案 何某，女，18岁，学生，瓜州人。

主诉：每月月经来提前七八天，并伴有轻度小腹痛，无血块，颜色正常。

我问她：你是否月经期用冷水洗脸。她说：是。诊其脉弦数，舌苔薄，边尖红。

分析：肝热。宜：清热凉血。方：清经汤加味。

牡丹皮9g，地骨皮10g，白芍9g，生地黄10g，茯苓9g，黄柏9g，青蒿10g，川楝子9g，延胡索10g，6剂，服后愈。

2. 肝郁先期

临床表现：量多挟有瘀块，乳房、胸肋胀痛，烦躁易怒，脉弦数。宜：舒肝解郁。方：丹栀逍遥散（当归、白芍、柴胡、白术、茯苓、甘草、牡丹皮、栀子、薄荷、生姜）。

病案　王某，女，35岁，瓜州人。

主诉：每次月经来提前五六天，并伴有手心发热，血量多，无血块，有时小腹痛，肋胀。

分析：肝郁。宜：舒肝解郁。方：丹栀逍遥散。

当归10g，白芍10g，柴胡9g，白术6g，茯苓10g，甘草3g，牡丹皮9g，栀子9g，薄荷6g，川楝子9g，延胡索10g，7剂愈。

3. 气虚先期

临床表现：月经先期量多、色淡质稀薄，精神疲倦，气短心悸，小腹空坠感，舌质淡，苔白而润。宜：益气养血，佐以固摄升提。方：归脾汤（人参、黄芪、当归、白术、茯神、龙眼肉、远志、酸枣仁、木香、甘草）。

（二）月经后期

一般常见血寒、血虚、气滞三种类型。

1. 血寒后期

临床表现：经行后期色暗而量少，小腹疼痛得热痛减，面色清白，肢冷畏寒，舌苔薄白，脉沉紧。宜：温经化滞。方：温经汤加减（人参、牛膝、当归、川芎、白芍、肉桂、莪术、牡丹皮、甘草）。

病案 刘某，女，36 岁，西安人。

主诉：每月月经推后 8 天左右，来时腹痛有紫黑血块，脉沉涩，舌苔薄白。

分析：寒气凝滞。宜：温经化滞。方：温经汤加减。

当归 10g，白芍 10g，红参 9g，白术 9g，肉桂 9g，桃仁 3g，红花 3g，川楝子 9g，延胡索 10g，7 剂。

二诊：腹不痛，脉来四至，舌苔正常，又将上方给 5 剂，以善其后。

2. 血虚后期

临床表现：经行后期，量少色淡，小腹空痛，身体虚弱，面色无华，眼花心悸，舌淡，脉虚细。宜：补血益气。方：人参养荣汤加减（人参、黄芪、白芍、当归、熟地黄、肉桂、陈皮、茯苓、白术、远志、甘草、姜枣引）。

3. 气滞后期

临床表现：月经后期，量少暗红，小腹胀痛，胸闷不舒，乳胀肋痛，舌暗红，脉弦或涩。宜：舒肝行气。方：七制香附丸或加味乌药汤（七制香附丸：香附、当归、文术、牡丹皮、艾叶、乌药、川芎、延胡索、三棱、柴胡、红花、乌梅；加味乌药汤：乌药、砂仁、延胡索、木香、香附、玉片、甘草）。

病案　文某，女，38 岁，瓜州人。

主诉：每次月经错后七八天左右，伴有肋胀，叹气，乳房时有胀痛，脉涩。

分析：肝郁气滞。宜：舒肝解郁。方：七制香附散。

当归 10g，莪术 3g，牡丹皮 9g，乌药 9g，川芎 10g，延胡索 10g，三棱 3g，柴胡 9g，红花 6g，川楝子 9g，小茴香 6g，7 剂，月经正常。

（三）月经先后无定期

一般常见肝郁和肾虚两种类型。

1. 肝郁型

临床表现：经期或前或后，胸闷不舒，乳房及两肋胀痛，小腹胀痛，舌暗红，脉弦。宜：舒肝解郁，和血调经。方：逍遥散加减（当归、白芍、茯苓、煨姜、甘草），有热加栀子、牡丹皮。

病案 李某，女，38 岁。

主诉：月经无定期，有时一月十几天，有时一月二十天左右，手诊发现胆区颜色呈浅黄色，伴有肋胀，大便不爽，消化差，口苦，脉沉弦，舌红苔稍腻。

分析：肝郁所致。宜：舒肝解郁。方：逍遥散加减。

当归 12g，白芍 10g，柴胡 6g，茯苓 10g，生白术 6g，川楝子 9g，延胡索 10g，郁金 9g，香附 9g，7 剂。

二诊：肋痛减轻，消化尚可，继进 7 剂。

三诊：口不苦，肋不胀痛，大有减轻，舌苔不腻，脉不弦，但沉而无力，继进 7 剂。

四诊：手诊胆区颜色已好转，一切症状消失，月经正常，再给 12 剂药以善后。

2. 肾虚型

临床表现：经来先后不定，量少色淡，伴有头晕耳鸣，腰部酸痛，小腹空坠，舌淡苔薄，脉沉弱。宜：补肾气，调冲任。方：固阴煎（党参、熟地黄、山药、山茱萸、菟丝子、远志、五味子、甘草），也可用定经汤（酒芍药、酒地黄、酒当归、酒菟丝子、山药、茯苓、柴胡、荆芥炭）。

病案　温某，女，33 岁，西安人。

主诉：每次月经来不定期，有时二十天左右就来了，有时三十几天才来，但腹不痛，有时月经量多，有乏力，有腰酸感觉，舌淡嫩，脉沉弱。

分析：肾气不足，冲任失调。宜：补肾气，调冲任。方：定经汤。

酒芍药 15g，酒当归 15g，酒地黄 12g，酒菟丝子 9g，炒山药 12g，茯苓 10g，柴胡 9g，荆芥炭 10g，6 剂。

二诊：已不疲乏，腰不酸，脉象和缓有力，将上方再进 4 剂，月经正常。

（四）月经过多

一般常见血热型、血虚型和气虚型三种。

1. 血热型

临床表现：经来量多或持续时间延长，色深红，或紫色，黏稠还有小血块，腰腹疼痛。面红口干，舌红苔黄，脉滑数有力。宜：清热、凉血、止血。方：清经散（生地黄、牡丹皮、黄柏、地骨皮、青蒿、白芍、茯苓）加黑栀子。

病案 刘某，女，40 岁。

主诉：月经过多，色深红，手足心发热，舌苔红，脉弦数，腹不痛。

分析：血热，肝火旺盛，迫血妄行。宜：舒肝解郁，清热凉血。方：清经散加味。

生地黄 10g，牡丹皮 10g，黄柏 9g，地骨皮 9g，青蒿 9g，白芍 10g，栀子 10g，地榆炭 50g，茜草炭 40g，茯苓 10g，3 剂。

3 日后复诊：经量已减少，舌苔不太红，脉来五至。嘱停药两日后再来。2 日后刘女士本次月经已经结束，我将上方去地榆炭、茜草炭，5 剂善后治疗。

2.气虚型

临床表现：月经量多，质稀薄，神疲倦怠，面色光白，心悸怔忡，舌淡红，苔薄白，脉沉缓无力。方：归脾汤加减（党参、黄芪、白术、甘草、当归、龙眼肉、大枣、茯神、远志、酸枣仁、木香），量多不止可加血余炭、棕榈炭。

3.血虚型

临床表现：经水过多，面色萎黄，身体倦怠，疲乏。宜：补血调经。方：加减四物汤（酒芍药、熟地黄、酒当归、酒川芎、焦术、黑荆芥穗、山茱萸、续断、甘草）。

病案　宋某，女，41 岁。

主诉：每次月经来量多，平日很疲乏，纳差。

诊脉：脉沉细，舌嫩少苔，面色无华。

分析：气血双虚。宜：补气血。方：加味四物汤。

酒当归 10g，酒芍药 12g，熟地黄 15g，酒川芎 9g，焦术 10g，山茱萸 12g，荆芥穗炭 15g，续断 9g，西洋参 10g，炙黄芪 15g，7 剂。

二诊：面部淡红，人已有精神，不疲乏，食欲好，脉来四至，舌苔正常，再将上方给 4 剂善后。

（五）月经过少

一般常见血虚、肾虚、血滞三个类型。

1. 血虚型

临床表现：月经量少，点滴即止，色淡红，面色萎黄，头晕，心悸，舌淡苔薄白，脉细弱。宜：补血养血。方：四物汤加味（熟地黄、当归、白芍、川芎、鸡血藤、枸杞、阿胶、太子参、龙眼肉）

病案 崔某，女，38 岁。

主诉：近 2 个月来，月经量过少，头晕，心悸，脉细弱，舌淡。

分析：血虚。宜：补血养血。方：加味四物汤。

熟地黄 12g，当归 10g，白芍 10g，川芎 9g，鸡血藤 15g，枸杞 12g，阿胶（冲服）6g，龙眼肉 12g，太子参 9g，月季花 10g，6 剂。

二诊：头晕，心悸已好转，脉沉而有力，舌苔淡白，继将上方进 5 剂愈。

2. 肾虚型

临床表现：月经量少，色淡红，腰膝酸痛，头晕耳鸣，舌质暗红，脉沉细或沉涩。宜：滋补肾气，方：当归地黄饮（熟地黄、杜仲、山茱萸、当归、牛膝、山药、甘草）。

3. 血滞型

月经量少，血紫有块，小腹胀痛，舌暗红，脉沉涩。宜：活血行滞。方：元胡当归散（当归、赤芍、没药、枳壳、延胡索、刘寄奴），或桃红四物汤加延胡索、川楝子、香附、郁金。

病案　张某，女，42 岁。

主诉：近 2 个月月经很少，生了些气，心情不好，月经来时小腹痛，颜色黑，有小血块，舌暗红，我没诊脉。

分析：气滞血瘀。宜：活血行滞。方：元胡当归散加桃红四物汤。

当归 10g，赤芍 9g，没药 9g，枳壳 10g，延胡索 10g，川楝子 9g，香附 10g，郁金 9g，桃仁 5g，红花 6g，益母草 10g，6 剂。

二诊：患者感觉到人不郁了，症状改善许多，腹已不痛，脉沉而有力，舌苔淡红，我将上方再给 4 剂，以善后。

（六）痛经

一般常见气滞血瘀、寒湿凝滞、气血虚弱三种类型。

1. 气滞血瘀

临床表现：经前或经期小腹疼痛，拒按，量少而不畅，经紫暗有血块，或伴有胸肋胀痛，舌紫暗有瘀点，脉沉弦或沉涩。宜：活血行气，祛瘀止痛。方：八物汤加桃仁、红花、当归、川芎、白芍、生地黄、川楝子、延胡索、木香、槟榔片，或用血府逐瘀汤加减（当归、川芎、赤芍、桃仁、红花、牛膝、香附、青皮、枳壳、木香、延胡索、甘草）。

病案 陆某，女，41 岁，西安人。

主诉：今年每月月经来时都有腹痛，月经颜色略黑，有小血块。脉沉涩，舌有点发紫，手诊见心区、脑区都现青紫色，这是心肌梗死与脑梗死的先兆，一问患者果然有时头昏、胸闷。

分析：怀疑患者心脑血管有瘀血。宜：活血化瘀行气。方：血府逐瘀汤。

当归 10g，川芎 10g，丹参 20g，赤芍 9g，桃仁 5g，红花 6g，牛膝 9g，香附 9g，青皮 10g，枳壳 10g，木香 9g，延胡索 10g，甘草 3g，7 剂。

二诊：患者说可以，好多了，头不晕了，还稍有一点胸闷，小腹已不痛，脉来 5 至，舌淡红，将上方再给 5 剂，痊愈。

2. 寒气凝滞

临床表现：经前或经期中小腹疼痛，或量少，舌质暗红或紫，手足不温，苔白润或腻，脉沉紧。方：当归四逆汤（当归、白芍、细辛、桂枝、木通、吴茱萸、大枣、姜）。或用温经汤（见月经后期）。

病案　钱某，女，18 岁，学生，瓜州人。

其父来我处求诊，说娃在外地上学，打电话说这个月月经来时腹痛剧烈。我问：是否洗脸是凉水？他答：学校哪来热水。

分析：寒气凝滞。方：温经汤加减。

当归 10g，川芎 9g，赤芍 9g，肉桂 6g，红参 6g，桃仁 3g，红花 3g，川楝子 9g，延胡索 10g，小茴香 6g，4 剂。

药熬好寄去学校，服药愈。

因娃经常用凉水，嘱家人，每次月经来时先喝 2 剂药，以善后。

3. 气血虚弱型

临床表现：经量少而色淡，质稀薄，经后小腹隐痛，神疲乏力，面色苍白，舌质淡，脉虚细。宜：调补气血。方：参芪四物汤（人参、黄芪、当归、川芎、白芍、熟地黄、香附）。

（七）闭经

一般常见肝肾不足、气血虚弱、气滞血瘀三种类型。

1. 肝肾不足型

临床表现：月经初潮较迟，行后又出现闭经，面色晦暗，腰膝酸软，头晕耳鸣，舌质暗淡，脉细弱或沉涩。宜：补益肝肾，养血调经。方：归肾丸加减（熟地黄、杜仲、菟丝子、枸杞、山茱萸、当归、山药、茯苓、牛膝）。

2. 气血虚弱型

临床表现：月经量少而渐至经闭，面色苍白或萎黄，神疲乏力，头晕，心悸，气短，唇舌色淡，脉细弱无力。宜：气血双补。方：八珍汤加减（党参、白术、茯苓、甘草、当归、熟地黄、白芍、川芎、月月红）。

病案　孙某，女，40 岁。

主诉：近 2 个月月经未来，腹不痛，稍胀，心悸，头晕，气短，脉细弱，舌淡，面色㿠白。

分析：气血双虚。宜：气血双补。方：八珍汤加味。

人参 10g，白术 9g，茯苓 10g，当归 10g，熟地黄 12g，白芍 10g，川芎 9g，甘草 3g，月季花 12g，6 剂。

二诊：患者气不短，心不悸，脉沉但较前有力，月经来量少，舌苔淡红，将上方继给 4 剂愈。

3. 气滞血瘀型

临床表现：月经数月不行，小腹胀痛，精神抑郁，胸肋胀痛，舌质紫，或边有瘀点，脉沉涩，或沉弦。宜：活血化瘀，理气通经。方：少腹逐瘀汤（小茴香、干姜、延胡索、没药、当归、川芎、肉桂、赤芍、蒲黄、五灵脂）。

病案 周某，女，35 岁。

主诉：2 个月没来月经。询问得知未怀孕，上月月经来时没忌凉水，这一段时间情绪不佳，月经本该来的那几天腹胀、多叹气。脉沉而无力，舌淡苔腻。

分析：气滞寒凝。宜：散寒理气解郁。方：少腹逐瘀汤加减。

小茴香 6g，干姜 6g，延胡索 10g，没药 9g，当归 10g，川芎 9g，肉桂 6g，赤芍 9g，蒲黄 6g，五灵脂 9g，川楝子 9g，香附 9g，郁金 9g，6 剂。

二诊：舌苔淡白，不叹气，本人说舒服多了，吃饭也有所增加，脉沉。效不更方，将上方再进 4 剂，以善后。

附：崩漏

一般常见血热、血瘀、脾虚、肾虚四种类型。

1. 血热型

临床表现：出血量多，色深红，面赤口干，烦躁少寐，淋漓日久，舌质红苔黄，或少苔，脉洪数或滑数。宜：滋阴清热，凉血止血。方：清热固经汤加减（生地黄、黄芩、地骨皮、栀子、炙龟甲、煅牡蛎、阿胶、地榆炭、藕节、棕榈炭、甘草）。

病案 姜某，女，58 岁，瓜州人。

主诉：上次月经来时未净，在某医院接受治疗无效，经血一直流到现在，已有 20 多天，出血量多，色深红，并有失眠，手心发热。手诊见子宫部位有粟粒大咖啡色小点，脉芤。

分析：血热，怀疑子宫肌瘤。宜：滋阴清热，凉血止血。方：清热固经汤。

生地黄 10g，黄芩炭 12g，地骨皮 9g，栀子炭 10g，炙龟甲 15g，煅牡蛎 30g，阿胶珠 10g，地榆炭 50g，棕榈炭 50g，藕节 30g，甘草 3g，4 剂。

嘱家属血一停止立即做妇科检查，并做彩超看一下子宫及附件，结果检查显示，宫颈 2 度糜烂，并有 2 个子宫肌瘤（3cm×5cm 和 2cm×3cm）。我建议她去做手术。

2. *血瘀型*

临床表现：出血淋漓不断，突然下血量多，挟有瘀块，小腹疼痛，拒按，瘀块排出后疼痛减轻，舌暗红边有瘀点，脉沉涩。宜：祛瘀止血。方：四物汤合失笑散（茜草炭、阿胶、当归、川芎、白芍、生地黄、蒲黄、五灵脂），也可用祛瘀止崩汤（当归、川芎、三七、没药、五灵脂、牡丹皮炭、炒丹参、炒艾叶、阿胶、乌贼骨、龙骨、牡蛎）。

3. 脾虚型

临床表现：暴崩或淋漓不净，色淡质薄，面色苍白，或虚浮，身体倦怠，或四肢不温，大便溏，苔薄白，舌质胖嫩或有齿印，脉细弱无力。宜：补脾益气，养血止血。方：固本止崩汤（当归、熟地黄、白术、黄芪、黑姜、党参、何首乌、乌贼骨）。

病案 任某，女，43岁，瓜州人。

主诉：患者流血量大，不能行走，疲乏无力，身体倦怠，脉芤，舌淡。

分析：失血过多，脾不统血，固本止崩汤2剂，西医输10%葡萄糖加入氨甲苯酸2支，静脉滴注。疗效不佳，后我又给清宫，才止住，我怀疑患者有子宫肌瘤，让患者立即做彩超检查，检查报告示，3个子宫肌瘤，后做子宫切除手术。

4. 肾虚型

肾阳虚 临床表现：出血量多，或淋漓不净，色淡红，精神萎靡，头目虚眩，畏寒肢冷，面色晦暗，腰膝酸软，小便清长，大便溏，舌淡苔薄白，脉细或微弱。宜：温肾止血。方：左归丸（肉桂、黄芪、续断、何首乌、姜炭、熟地黄、山药、山茱萸、枸杞、杜仲、菟丝子、鹿角胶、附子、当归、肉桂）。

肾阴虚　临床表现：手足心热，心烦口渴，往往早婚，早孕，早产，房事过度，导致冲任不固。宜：滋养肾阴方。方：左归丸（生地黄、山药、枸杞、山茱萸、菟丝子、龟甲胶、女贞子、墨旱莲、黄精）。

治疗体会：一般月经过多或崩漏，或经常淋漓不净，往往是子宫肌瘤或囊肿，要特别注意手诊，或做彩超检查子宫和卵巢，切不可大意。

四、交感出血

临床表现：妇人交合，流血不止，虽不至于血崩之甚而终年累月不愈。宜：补肾止血。方：引精止血汤（人参、焦术、茯苓、熟地黄、山茱萸、黑姜、黄柏、荆芥穗炭、车前子）酒炒，水煎服。

病案　张某，女，38岁，瓜州人。

看诊时，迟疑了很长时间才说：我与丈夫一同房，就出血，但量不多，有时小腹有轻微疼痛，我让其做一下妇科检查示，宫颈 2 度糜烂，结合舌脉分析，属肾气虚，方予引精止血汤。

西洋参 9g，焦术 9g，茯苓 10g，熟地黄 15g，山茱萸 10g，黄柏炭 10g，荆芥穗炭 12g，黑姜 9g，酒车前子 10g，5 剂。

同时给予增效联磺片每次 2 片，日 1 次。宫颈上药，连续给药 20 天后痊愈。

治疗体会：往往这种交感出血，除功能性出血外，更要做妇科检查，注意宫颈癌、宫颈糜烂病变。

五、宫颈糜烂

本病主要是生产时宫颈被撕烂，伤口没有很好的愈合，造成细菌感染而糜烂，而面对这种病，口服药，或静脉输液效果不佳，采用局部敷药疗效较好。

临床表现：身体疲乏，腹股沟酸楚，有少量白带，质清稀，无臭味，小腹盆骨上缘有时有隐隐作痛，压痛，做妇科检查发现宫颈部位有糜烂，有脓性分泌物，我通常将糜烂程度分为如下三度。

1 度：一般颈口糜烂不超过 1/3，而且糜烂程度不深，只限于肌表。

2 度：一般颈口糜烂在 1/2 左右，并且较一度深，往往深至表皮下。

3 度：糜烂一般在宫颈口 2/3 左右，糜烂程度较深。

治疗：一般可用增效联磺片 2 片研细置于消毒好药棉上，将宫颈用 1∶1000PP 粉（高锰酸钾）水溶液洗净擦干，将放置好的药棉敷在宫颈上，每天 1 次，或用甲硝唑片加入红霉素片研细用也行。一般 1 度糜烂 15 天左右愈，2 度糜烂 20 天左右愈，3 度糜烂 30～40 天痊愈。

附：宫颈癌

临床表现：不规则的阴道流血，往往通过治疗后，有所好转，但是下月来经后又长时间出血，在手诊附件区可有黑色小点，应该做妇科检查，往往在检查时发现宫颈周围皮下有多个肿块，而且质地坚硬，推之不动，应早做病检确诊，及早手术治疗为好。一般做子宫切除为好。

六、盆腔炎

本病可分为急性和慢性两种，治疗起来难度较大。

（一）急性盆腔炎

临床表现：发热，恶寒，下腹疼痛，分泌增多，呈脓性秽臭，腹胀，便秘，伴有恶心，呕吐。常见热毒壅盛、瘀毒壅结两种类型。

1. 热毒壅盛型

临床表现：高热、恶寒、头痛、精神不振，下腹疼痛拒按，带下量多色黄如脓腥臭，口干，小便短赤，恶心纳少，大便燥结，舌苔黄腻或黄燥，舌质红，脉洪数或滑数。宜：清热解毒，活血化瘀。方：银翘红藤汤加减（金银花、连翘、红藤、败酱草、生薏苡仁、牡丹皮、栀子、赤芍、桃仁、延胡索、川楝子、没药），如带多可加黄柏、椿根皮。

记得是 1978 年的一天，一位妇女来医院就诊，当时我们正在开全乡医生会，患者 38 岁，近来经常发热、发冷并见，腰疼痛，近 3 天加重，有 1 个月没来月经，院长让我们去 4 人会诊，有的医生说是宫外孕，有的说是胃肠炎。

我仔细地进行检查，患者体温 38.2℃，下腹压痛明显，白带黏稠如脓，并且腥臭，脉滑数，舌苔黄燥。分析：急性盆腔炎。宜：清热解毒，活血化瘀。方：银翘红藤汤。

金银花 30g，连翘 30g，红藤 15g，地丁 30g，生薏苡仁 15g，牡丹皮 9g，栀子 9g，赤芍 9g，桃仁 6g，川楝子 9g，延胡索 10g，黄柏 10g，椿根皮 12g，5 剂。

同时给生理盐水加青霉素 640U 静脉滴注，连用 7 天后体温 36.3℃，腹已无压痛，症状大为好转，为防止复发，继将上方给 7 剂，以善后。

2. 瘀毒壅结型

临床表现：高热不退或低热起伏，乏力，小腹疼痛拒按，带下色黄秽臭，腰部酸痛，脘闷纳差，小便黄，大便燥结或溏，舌苔黄腻，或薄黄，舌质红，脉细数，盆腔检查可扪之包块。宜：破瘀散结，清热解毒。方：棱莪消积汤加减（三棱、文术、丹参、赤芍、延胡索、牡丹皮、桃仁、薏苡仁、红藤、败酱草），腰痛加续断、寄生。

（二）慢性盆腔炎

常见湿热瘀结型、寒凝气滞型两种。

1. 湿热瘀结

临床表现：有低热起伏，腰酸腹痛，胸闷纳差，带多色黄秽臭，大便秘结或溏，小便黄短，舌质红，苔薄黄腻，脉弦数或濡数。宜：清热利湿，活血化瘀。方：止带方（见带下病）加文术、桃仁、红花、香附、延胡索。

2. 寒凝气滞

临床表现：小腹胀痛有冷感，腰骶酸痛，行经后或劳累后则甚，行经乳房胀痛，月经后期量少，色紫有块，带多清稀，得温则舒，舌质淡有瘀点，苔白腻，脉沉迟。宜：温经散寒，行气活血。方：少腹逐瘀汤（当归、赤芍、延胡索、川芎、没药、蒲黄、五灵脂、小茴香、炮姜、官桂）。

慢性盆腔炎患者比急性盆腔炎要多，也是经常见到的，我就不一一列举病例了。

七、产后恶露不下

此病一般分气滞型、血瘀型两种。

气滞恶露不下　临床表现：产后恶露不下，或下之甚少，小腹胀痛，胸肋胀满，舌质正常，苔薄白，脉弦。宜：理气和血。方：香艾归芎饮（香附、艾叶、延胡索、当归、川芎、台乌），可加青皮。

血瘀恶露不下　临床表现：产后恶露甚少，色紫暗，小腹疼痛拒按，痛处有块，舌边略紫，苔微黄，脉沉涩。宜：活血行瘀。方：生化汤加味（当归、川芎、桃仁、黑姜、炙甘草、红花、益母草、黄酒引）。

此为常见病，产后有小腹痛，痛处有块，并且流有血块，一般给生化汤，都有非常好的疗效，不再举例赘述。

八、产后子宫下垂

临床表现：产后子宫不收，产门不闭，多为中气不足。宜：补益中气。方：补中益气汤加减（人参、黄芪、当归、升麻、川芎、五味子、炙甘草）。

本病一般用补中益气汤治疗，但要根据证候，如果有肾虚可适当加入补肾药。

九、妊娠恶阻（即妊娠呕吐）

临床表现：妊娠恶阻、呕吐、胎动不安，怀孕期间出现恶心，不能进食及阴道少量出血，小腹疼痛。方：安胎饮加减。

续断 15g，桑寄生 15g，紫苏叶 6g，砂仁 10g，木香 5g，川楝子 6g，延胡索 6g，藿香 10g，出血加地榆炭、茜草炭各 15～30g 即可。

此方疗效确切，一般 3 剂药以内即可解决问题。如情绪不佳而出现少量流血，可给逍遥散以疏肝理气。

十、产后无乳

产后若气血双虚导致的妇人无乳。宜：补血生乳。方：补血通乳汤。

西洋参 15g，当归 9g，黄芪 30g，路路通 30g，王不留行 30g，通草 10g，水煎服。

十一、逍遥散"回乳"

产后回乳，广为流传的方法是用麦芽煮水喝，我以前临床也用，但疗效并不理想，后来我分析：肝主疏泄、条达，于是我采用逍遥散加减（当归、白芍、柴胡、茯苓、白术、甘草、香附、郁金、延胡索、川楝子、生麦芽），疗效特别好，一般就 3 剂药即可回乳。

后　记
得遇田师，吾之幸也

　　有次我去西安坐诊，途中恰巧遇到田老师应患者之邀去西安药材市场采购药材。路上，田老师与我聊了许多话题，从中药鉴别、中医诊断，到手诊和常见病，直至临别仍意犹未尽，所以我们互留了联系方式，之后便有了我的第二次登门拜访和此后的多次促膝长谈。

　　作为一名年轻的中医师，虽在临床十余年，但仍求知似渴。我如约来到田老师家中，正式登门拜访田老师。作为中医前辈，田老师毫无保留地将自己几十年的临床经验及所见所闻与我一一讲述，从学习、实习，到采药、辨证施治、急救，一件件历历在目。在过去缺医少药的年代，身在甘肃基层的田老师，每天要处理七八十名患者，经常深夜还遇到患者急需救治。那些真实病例的病情变化、辨证技巧，都是我在书本上和临床中未曾见过的。伴随着田老师的讲解，原本书本中的内容变得活灵活现，令我犹如身临其境，思路也跟着步步深入。这让我对眼前这位老中医又添几分崇敬，遂下决心跟随田老师好好学习。

也许是我的虚心好学打动了田老师，本着对传统中医学的热爱与传承这一共同心愿，田老师待我如关门弟子一般，将记录着他多年学习心得和临床经验的笔记拿给我抄录，并推荐了他收藏的珍贵中医参考书让我仔细学习体会，不少是关于中医诊断和手诊方面的著作。

拿着田老师的两本笔记，我如获至宝。回到家中便置于案边，以便随时抄阅，细细品味。田老师的笔记中透露着年代的记忆，涵盖了中医内科、妇科诊断、杂病及辨证用药的精髓，还包括伤寒、温病鉴别诊断要点及用药口诀，这些内容字字珠玑，好记易用，都是田老师多年的临床经验总结。平时应诊之余我便与田老师讨论病案，请教一些现在少见的疾病和目前中医各家论述中存在争议的问题。田老师不仅为我悉心讲解，还总能驾轻就熟地用经典医籍中的原文和他笔记中的内容，解释我的疑惑，使我更加体会到笔记中的内容与实际相结合的重要性和实用性。

当前中医的大环境及发展形势整体向好，我便建言田老师结合其多年的临床诊断及用药经验，将笔记内容系统整理、辑集出版，以供临床中医师参考借鉴。田老师欣然应允。我亦有幸，在田老师的指导下撰写了书中有关诊脉的相关内容。自知临床经验尚浅，仅将个人学习与实践的些许心得体会与大家分享，希望对大家有所帮助和启发。

蔡　积